新版

医療事故
調査制度
運用ガイドライン

Guidelines for the Operation of
the Medical Accident Investigation System

小田原良治　　井上清成　　山崎祥光

幻冬舎
MC

新版
医療事故調査制度運用ガイドライン

── はじめに ──

小田原良治

　医療事故調査制度の萌芽は、おそらく、1999年の横浜市立大患者取り違え事件、東京都立広尾病院事件、杏林大割り箸事件と相次いで起こった「医事紛争」事件と言えるでしょう。マスコミの異常な医療バッシングが起き、2001年には東京女子医大人工心肺事件へと続きます。医療バッシングが極限に達したのは、2006年の福島県立大野病院事件の医師逮捕映像ではないでしょうか。私がこの問題に関心を持ったのも、あの医師逮捕映像がきっかけでした。これを機に、一気に「医療崩壊」が加速しました。このような環境の中、解決策として登場したのが、第3次試案・大綱案でした。この法案が、時代を反映して、責任追及型、センター調査中心型の事故調査制度案であったことは、ある面やむを得ぬところもあったかもしれません。しかし、時代の流れは大きく変わり始めていたのです。当時、この法案のまやかしにいち早く気づいたのは勤務医集団だったと思われます。法律に無関心だった医師の間に急速に法律への関心が芽生えたのです。同じとき、前述の事件に対する司法判断が出たことで、社会的な受け止めも変わってきました。杏林大割り箸事件、福島県立大野病院事件、東京女子医大人工心肺事件で相次いで無罪判決が出たのです。勤務医を中心に第3次試案・大綱案を主導した政権への不満が爆発します。政権は自民党から民主党へと移り、第3次試案・大綱案も法律とならずに消えていきました。

　民主党政権下、死因究明2法が成立。民自公合意で、診療関連死は別枠とされ、いわゆる無過失補償制度議論の中で、再び医療事故調査制度の議論が始まりました。このような中、国民の期待を担って発足した民主党政権は失望へと変わり、再び、民主党から自民党へ政権交代が起こります。

　医療事故調査制度論議は民主党政権下から自民党政権下へ引き継がれます。医療界は、病院団体を中心にかつての法律に疎い医療界から、法律に強い関心を持ち積極的提言をする集団に変貌しつつありました。2013年1月には四病協合意、2月には日病協合意がなされ、「医療の内」と「医療の外」を切り分けての解決が提唱されました。「医療の内」すなわち「医療安全」と「医療の外」すなわち「紛争解決」を切り分けての解決に向かったのです。その結果、医療事故調査制度は改正医療法で医療安全の制度として位置づけられました。さらに、「医療事故調査制度の施行に係る検討会」におけるとりまとめを経て、省令・通知が出され、医療事故調査制度は医療安全の制度として構築されたのです。

　第3次試案・大綱案から2014年（平成26年）6月の改正医療法、2015年（平成27年）5月の省令・通知への大きな変化がまさにパラダイムシフトというべきものです。本制度は、WHOドラフトガイドラインに沿った良い制度として構築され、2015年（平成27年）10月1日に施行されます。本書執筆にとりかかった時点で5年が経過したことになります。この間、改正医療法附則第2条第2項の規定に基づき、2016年（平成28年）6月24日に医療事故調査制度の見直しが行われ、省令・通知が出されます。医療事故調査制度が強化されたのです。

　医療事故調査制度は、パラダイムシフトして極めて良い制度として出来上がりました。ただ、この制度の中に残っている旧時代の残滓とも言えるのが、医療事故調査・支援センターの機能を有する、日本医療安全調査機構です。このセンターの在り方が、医療事故調査制度の本来の姿を歪めていると言えなくもありません。しかしながら、本制度は、院内調査中心の制度です。センターが前時代的、センター中心主義的対応に終始していることを念頭に、医療現場は対応せざるを得ません。院内調査中心という本制度の本質を考えれば、医療事故か否かの判断、院内調査という制度の出発点の重要性

を認識しなければなりません。柔軟に対応する力、複眼的に観察する力が求められると言えましょう。現場能力が試されているとも言えます。

　改正医療法附則第2条第2項による見直しで積み残された事項はセンターの在り方の見直しです。制度見直しの話があるとすれば、センターの在り方の見直しこそが重要です。しかし、医療現場は、センター機能の変化に期待するよりも、制度そのものをよく知り、既に行われた2016年（平成28年）6月24日の制度見直し項目を注視しつつ現場主義に徹することが賢明かもしれません。

　本書は、日本医療法人協会医療事故調運用ガイドライン作成委員会編、「医療事故調運用ガイドライン」を基に2016年（平成28年）6月24日制度改正事項を盛り込み、大幅に加筆することにより、医療現場での制度理解を深めようとして企画されました。本書出版には鹿児島県医療法人協会の理解と協力があったことを付記し、前書きとしたいと思います。

—— 本ガイドライン発刊にあたって ——

　本書の基となったものは、日本医療法人協会医療事故調運用ガイドライン作成委員会編「医療事故調運用ガイドライン」です。

　2014年（平成26年）6月25日、改正医療法により医療事故調査制度が創設されました。2015年（平成27年）5月8日には省令・通知が出され、同年10月1日に改正医療法（医療事故調査制度）は施行されました。

　2014年（平成26年）6月25日成立の改正医療法には、附則第2条第2項があり、法律の公布後2年以内に法制上の措置その他の必要な措置を講ずるとされていました。この改正医療法附則第2条第2項の規定に基づき、2016年（平成28年）6月24日に医療事故調査制度の見直しが行われました。2016年（平成28年）6月24日の制度見直しで、より良い形の医療事故調査制度として確立したと言えましょう。

　2016年（平成28年）6月24日の医療事故調査制度見直しを受け、「医療事故調運用ガイドライン」の改定版を出す予定でいましたが、諸般の事情により、改訂する機会がなく今日に至ってしまいました。

　今般、鹿児島県医療法人協会の協力を得て、再度、ガイドラインの作成を思い立ったのですが、原案である、日本医療法人協会医療事故調運用ガイドライン作成委員会編「医療事故調運用ガイドライン」に2016年（平成28年）6月24日の制度見直しを盛り込み、さらに、加筆することにより、新刊として発行することとしました。本書籍出版については、日本医療法人協会医療事故調運用ガイドライン作成委員会の諸氏に快くご承諾をいただくことができました。本書が、あくまでも、日本医療法人協会医療事故調運用ガイドライン作成委員会編「医療事故調運用ガイドライン」を基本にして発展させた書籍であることを明確にするため、日本医療法人協会医療事故調運用ガイドライン作成委員会の委員名を明記させていただき、謝辞に替えさせていただきます。

日本医療法人協会医療事故調運用ガイドライン作成委員会（当時）
委員長	小田原良治	日本医療法人協会常務理事
副委員長	伊藤　雅史	日本医療法人協会常務理事
	坂根みち子	医療法人櫻坂　坂根Mクリニック院長
		現場の医療を守る会代表世話人
委員	於曽能正博	医療法人社団爽風会　おその整形外科院長
	佐藤　一樹	医療法人社団いつき会　ハートクリニック院長
	染川　真二	弁護士法人染川法律事務所　弁護士
	田邉　昇	中村・平井・田邉法律事務所　弁護士
	中島　恒夫	一般社団法人全国医師連盟理事
	満岡　渉	医療法人社団光楓会　満岡内科・循環器科院長
	岡崎　幸治	日本海総合病院　医師
	山崎　祥光	井上法律事務所　弁護士
	森　亘平	浜松医科大学医学部医学科
顧問	日野　頌三	日本医療法人協会会長
	井上　清成	日本医療法人協会顧問
	上　昌広	東京大学医科学研究所特任教授

目　次

巻頭資料　①医師法第21条について

今回の事故調制度ができたのは，そもそも，医師法21条に基づく警察への届出回避との希望が反映されたという経緯があるようです。しかし，医師の間には，医師法21条に対する誤解がいまだにあるように思われますので，この点を説明しておきます。

医師法21条

　　医師は，死体又は妊娠4月以上の死産児を検案して異状があると認めたときは，24時間以内に所轄警察署に届け出なければならない。（違反すると同33条の2で50万円以下の罰金刑。）

法律の条文の解釈は，裁判官によっても分かれる場合がありますが，条文の意味を最終的に解釈する権限があるのは最高裁です。行政庁は，この解釈に従って法律を運用する義務がありますし，国会も，最高裁の解釈に不満があれば，立法によって解決するしかありません。医師法21条については，最高裁平成16年4月13日判決（判例タイムズ1153号95頁）が解釈を確立させています。

同事案は，すでに退院予定のある関節リウマチに対する手指手術の患者に，准看護師が誤って消毒薬を静注して死亡せしめたという事案であり，明白な医療過誤事件です。医師法21条の届け出義務違反事件の共犯として起訴された病院長について，東京地裁は，①患者の予期しない急変，②明白な医療過誤，③医師の死亡診断時の外表面の異常性の認識を認定し，死体を検案して死亡原因が不明であるというというのであるから，死体を検案して異状性の認識があったとして有罪認定をしました（東京地裁平成13年8月30日判決　最高裁刑事判例集58巻4号267頁）。

ところが，この判決について，東京高裁は，同様の事実認定ながら，あくまで異状性の認識は外表面に求めるべきであるとして，医師が死体の外表面の異状を明確に認識していないのであれば異状性の認識はないとして原審を破棄したのです（東京高裁平成15年5月19日判決　判例タイムズ1153号99頁）。上告審である最高裁も死体の検案とは外表面を調べることであるという定義を採用して，高裁判決を支持しました。

従って，院内での診療行為に起因した死亡は，外表面に特段の異状がない場合がほとんど（外科手術の手術痕は，手術を行うことが異状でない限り外表面の異状ではないことは当然でしょう）ですから，診療関連死に医師法21条が適用されるケースはきわめて稀なのです。たとえば，インスリンを誤って過量投与したケースや，手術中に血管損傷があり，出血性ショックに陥り，DICを合併し多臓器不全で死亡したようなケースは異状死体ではありません。あくまで，医師が「死体の外表面」をみたときに，これはいったい！？と思うような「異状」があるケースのみが届出義務の対象なのです。

今回の事故調制度は，医師法とは並列的な位置づけですので，それぞれについて要件を検討して，それぞれについて届出あるいは報告の必要性を判断することになります。

また，正しい医師法21条の解釈を厚労省，医師会は医療現場に周知させるべきではないでしょうか。

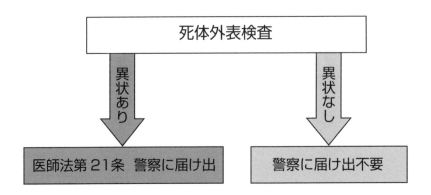

巻頭資料　②医療事故の定義（改正医療法上の「医療事故」＝報告対象）
　（巷間使用される医療事故の用語とは異なる）

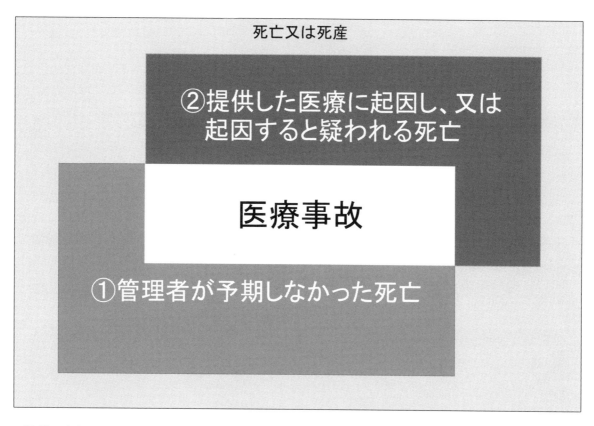

＊過誤の有無は問わない

※①「予期しなかった死亡」要件と、②提供した医療に起因する要件（「医療に起因する死亡」要件
　といいます）を同時に満たす場合（①かつ②）のみ報告対象です。
　　実務上は①「予期しなかった死亡」要件を先に判断することをお勧めします。

巻頭資料　③「予期しなかった死亡」要件
※詳細は41頁

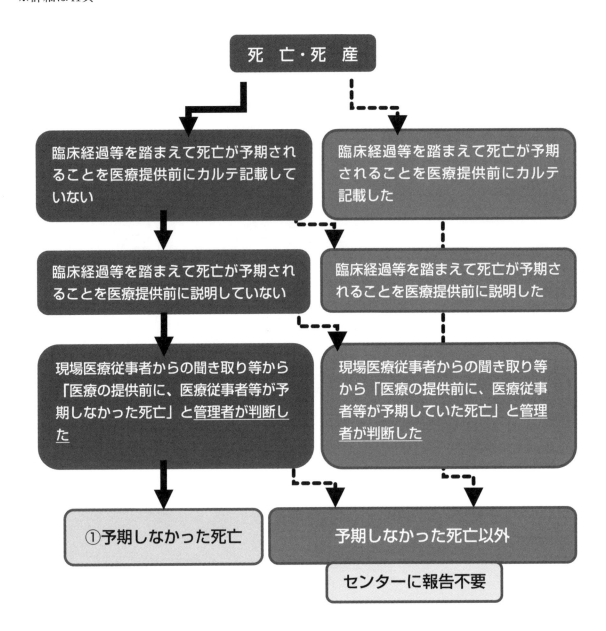

巻頭資料　④「医療に起因する死亡」要件
※詳細は44頁

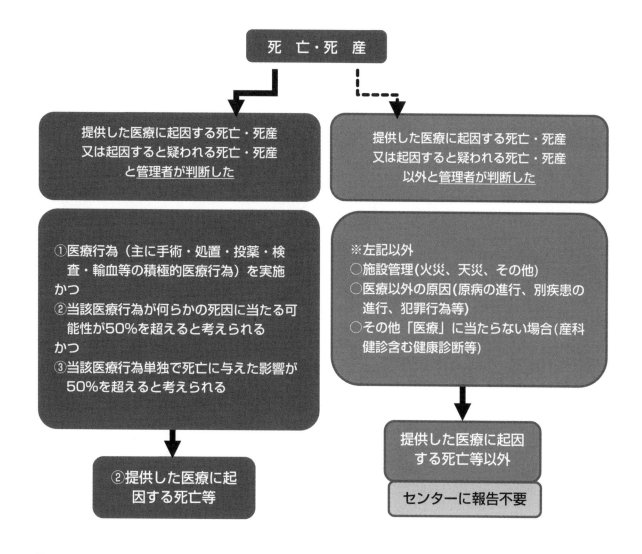

【備考】
＊①予期しなかった死亡要件、②医療起因性要件の該当性は、いずれも「管理者が判断」します
（医療法第6条の10第1項、医療法施行規則第1条の10の2第1項柱書）。
＊疾患や医療機関における医療提供体制の特性・専門性によって該当性が異なります。
＊医師法第21条に基づく届け出は、死体の外表に異状がある場合のみ行います（「死体を外表検
査したところ異状を認めなかった」とカルテ・診療録に明記してください）。
＊死亡を知ってから医療事故調査・支援センター（以下、「センター」といいます。）への報告
（発生報告）は、「遅滞なく」です。1か月以内が目安です。必要な情報収集と管理者の判断が
済んだ時点で報告を行ってください。
＊過誤・過失の有無は、報告の判断とは無関係です。
＊遺族の要望も、報告の判断とは無関係です。
＊医師法第21条とは異なり、センターへの報告義務に罰則はありません。

巻頭資料 ⑤「医療事故の定義について」基本的な考え方

法律	**第6条の10** 病院、診療所又は助産所（以下この章において「病院等」という。）の管理者は、医療事故（当該病院等に勤務する医療従事者が提供した医療に起因し、又は起因すると疑われる死亡又は死産であつて、当該管理者が当該死亡又は死産を**予期しなかつたものとして厚生労働省令で定めるもの**をいう。以下この章において同じ。）が発生した場合には、厚生労働省令で定めるところにより、遅滞なく、当該医療事故の日時、場所及び状況その他厚生労働省令で定める事項を第6条の15第1項の医療事故調査・支援センターに報告しなければならない。	
省令事項		②「予期しなかったもの」
通知事項	①「医療に起因し又は起因すると疑われる」	②「予期しなかったもの」

医療事故の範囲

	医療に起因し、又は起因すると疑われる死亡又は死産	左記に該当しない死亡又は死産
管理者が予期しなかったもの	制度の対象事案	
管理者が予期したもの		

※過誤の有無は問わない

「医療事故調査制度の施行に係る検討会」とりまとめ
 http://www.mhlw.go.jp/stf/shingi2/0000078202.html

○厚生労働省令第百十七号

　医療法（昭和二十三年法律第二百五号）を実施するため、医療法施行規則の一部を改正する省令を次のように定める。

　平成二十八年六月二十四日

　　　　　　　　　　　　　　　　　　　　　　　　　　　厚生労働大臣　塩崎恭久

医療法施行規則の一部を改正する省令

医療法施行規則（昭和二十三年厚生省令第五十号）の一部を次のように改正する。

第一条の十の二に次の一項を加える。

４　病院等の管理者は、法第六条の十第一項の規定による報告を適切に行うため、当該病院等における死亡及び死産の確実な把握のための体制を確保するものとする。

第一条の十の四の次に次の一条を加える。

　　（医療事故調査等支援団体による協議会の組織）

第一条の十の五　法第六条の十一第二項に規定する医療事故調査等支援団体（以下この条において「支援団体」という。）は、法第六条の十一第三項の規定による支援（以下この条において単に「支援」という。）を行うに当たり必要な対策を推進するため、共同で協議会（以下この条において単に「協議会」という。）を組織することができる。

２　協議会は、前項の目的を達するため、病院等の管理者が行う法第六条の十第一項の報告及び医療事故調査の状況並びに支援団体が行う支援の状況の情報の共有及び必要な意見の交換を行うものとする。

３　協議会は、前項の情報の共有及び意見の交換の結果に基づき、次に掲げる事項を行うものとする。

　　一　病院等の管理者が行う法第六条の十第一項の報告及び医療事故調査並びに支援団体が行う支援の円滑な実施のための研修の実施

　　二　病院等の管理者に対する支援団体の紹介

　　　附則

　この省令は、公布の日から施行する。

巻頭資料　⑦平成28年6月24日厚生労働省医政局長通知1／2

医政発 0624 第 3 号
平成 28 年 6 月 24 日

各都道府県知事　殿

厚 生 労 働 省 医 政 局 長
（ 公 印 省 略 ）

医療法施行規則の一部を改正する省令の施行について

　平成 26 年 6 月 25 日付けで公布された、地域における医療及び介護の総合的な確保を推進するための関係法律の整備等に関する法律（平成 26 年法律第 83 号）により、医療法（昭和 23 年法律第 205 号。以下「法」という。）の一部が改正されたところである。このうち、改正後の法における医療事故調査及び医療事故調査・支援センターに関する規定については、平成 27 年 10 月 1 日から施行されているところであるが、今般、医療事故調査制度の運用の改善を図るため、医療法施行規則の一部を改正する省令（平成 28 年厚生労働省令第 117 号。以下「改正省令」という。）を本日付けで公布したところである。

　改正省令による改正の要点は下記のとおりであるので、御了知の上、その運用に遺憾のないよう特段の御配慮をいただくとともに、管下政令指定都市、保健所設置市区、医療機関、関係団体等に対し周知願いたい。

　なお、本通知は、地方自治法（昭和 22 年法律第 67 号）第 245 条の 4 第 1 項の規定に基づく技術的助言であることを申し添える。

記

第一　病院等の管理者が行う医療事故の報告関係
　　病院等の管理者は、法第 6 条の 10 第 1 項の規定による報告を適切に行うため、当該病院等における死亡及び死産の確実な把握のための体制を確保するものとすること。（医療法施行規則（昭和 23 年厚生省令第 50 号）第 1 条の 10 の 2 第 4 項関係）

第二　医療事故調査等支援団体による協議会の設置関係
　　1　法第6条の11第2項に規定する医療事故調査等支援団体（以下「支援団体」という。）は、同条第3項の規定による支援（以下「支援」という。）を行うに当たり必要な対策を推進するため、共同で協議会（以下「協議会」という。）を組織することができるものとすること。（医療法施行規則第1条の10の5第1項関係）
　　2　協議会は、1の目的を達するため、病院等の管理者が行う法第6条の10第1項の報告及び医療事故調査の状況並びに支援団体が行う支援の状況の情報の共有及び必要な意見の交換を行うものとすること。（医療法施行規則第1条の10の5第2項関係）
　　3　協議会は、2の情報の共有及び意見の交換の結果に基づき、以下の事項を行うものとすること。（医療法施行規則第1条の10の5第3項関係）
　　（1）病院等の管理者が行う法第6条の10第1項の報告及び医療事故調査並びに支援団体が行う支援の円滑な実施のための研修の実施
　　（2）病院等の管理者に対する支援団体の紹介

　　　　　　　　　　　　　　　　　　　　　　　　　　　　　　　以上

巻頭資料

巻頭資料　⑧平成28年6月24日厚生労働省医政局総務課長通知1／4

医政総発 0624 第 1 号
平成 28 年 6 月 24 日

各都道府県医務主管部（局）長　殿

厚生労働省医政局総務課長
（ 公 印 省 略 ）

医療法施行規則の一部を改正する省令の施行に伴う留意事項等について

　平成 26 年 6 月 25 日付けで公布された、地域における医療及び介護の総合的な確保を推進するための関係法律の整備等に関する法律（平成 26 年法律第 83 号）により、医療法（昭和 23 年法律第 205 号。以下「法」という。）の一部が改正されたところです。このうち、改正後の法における医療事故調査及び医療事故調査・支援センターに関する規定については、平成 27 年 10 月 1 日から施行されているところですが、今般、医療事故調査制度の運用の改善を図るため、医療法施行規則の一部を改正する省令（平成 28 年厚生労働省令第 117 号。以下「改正省令」という。）を本日付けで公布したところです。

　これらの改正内容については、別添の「医療法施行規則の一部を改正する省令の施行について」（平成 28 年 6 月 24 日付け医政発 0624 第 3 号）により、厚生労働省医政局長から各都道府県知事宛てに通知されたところですが、改正省令の施行に伴う留意事項等については下記のとおりですので、貴職におかれましては、その内容を御了知の上、その運用に遺憾のないよう特段の御配慮をいただくとともに、管下政令指定都市、保健所設置市区、医療機関、関係団体等に対し周知をお願いいたします。

　なお、本通知は、地方自治法（昭和 22 年法律第 67 号）第 245 条の 4 第 1 項の規定に基づく技術的助言であることを申し添えます。

記

第一　支援団体等連絡協議会について
　1　改正省令による改正後の医療法施行規則（昭和 23 年厚生省令第 50 号）
　　第 1 条の 10 の 5 第 1 項の規定に基づき組織された協議会（以下「支援団体

— 18 —

等連絡協議会」という。）は、地域における法第6条の11第2項に規定する支援（以下「支援」という。）の体制を構築するために地方組織として各都道府県の区域を基本として1か所、また、中央組織として全国に1か所設置されることが望ましいこと。

2　各都道府県の区域を基本として設置される地方組織としての支援団体等連絡協議会（以下「地方協議会」という。）には、当該都道府県に所在する法第6条の11第2項に規定する医療事故調査等支援団体（支援団体を構成する団体を含む。以下「支援団体」という。）が、全国に設置される中央組織としての支援団体等連絡協議会（以下「中央協議会」という。）には、全国的に組織された支援団体及び法第6条の15第1項の規定により厚生労働大臣の指定を受けた医療事故調査・支援センター（以下「医療事故調査・支援センター」という。）が参画すること。

3　法第6条の11第2項の規定による、医療事故調査（同条第1項の規定により病院等の管理者が行う、同項に規定する医療事故調査をいう。以下同じ。）を行うために必要な支援について、迅速で充実した情報の共有及び意見の交換を円滑かつ容易に実施できるよう、専門的事項や個別的、具体的事項の情報の共有及び意見の交換などに際しては、各支援団体等連絡協議会が、より機動的な運用を行うために必要な組織を設けることなどが考えられること。

4　各支援団体等連絡協議会は、法第6条の10第1項に規定する病院等（以下「病院等」という。）の管理者が、同項に規定する医療事故（以下「医療事故」という。）に該当するか否かの判断や医療事故調査等を行う場合に参考とすることができる標準的な取扱いについて意見の交換を行うこと。

　なお、こうした取組は、病院等の管理者が、医療事故に該当するか否かの判断や医療事故調査等を行うものとする従来の取扱いを変更するものではないこと。

5　改正省令による改正後の医療法施行規則第1条の10の5第3項第1号に掲げる病院等の管理者が行う報告及び医療事故調査並びに支援団体が行う支援の円滑な実施のための研修とは、地方協議会又は中央協議会が、それぞれ病院等の管理者及び当該病院等で医療事故調査に関する業務に携わる者並びに支援団体の関係者に対して実施することを想定していること。

6　改正省令による改正後の医療法施行規則第1条の10の5第3項第2号に掲げる病院等の管理者に対する支援団体の紹介とは、地方協議会が、各都道府県内の支援団体の支援窓口となり、法第6条の10第1項の規定による報告を行った病院等の管理者からの求めに応じて、個別の事例に応じた適切な支援を行うことができる支援団体を紹介することをいうこと。

7　その他、支援団体等連絡協議会の運営において必要な事項は、各支援団体等連絡協議会において定めることができること。

第二　医療事故調査・支援センターについて
1　医療事故調査・支援センターは、中央協議会に参画すること。
2　医療事故調査・支援センターは、医療事故調査制度の円滑な運用に資するため、支援団体や病院等に対し情報の提供及び支援を行うとともに、医療事故調査等に係る優良事例の共有を行うこと。
　　なお、情報の提供及び優良事例の共有を行うに当たっては、報告された事例の匿名化を行うなど、事例が特定されないようにすることに十分留意すること。
3　医療事故調査・支援センターは、第一の5の研修を支援団体等連絡協議会と連携して実施すること。
4　遺族等からの相談に対する対応の改善を図るため、また、当該相談は病院等が行う院内調査等への重要な資料となることから、医療事故調査・支援センターに対して遺族等から相談があった場合、法第6条の13第1項に規定する医療安全支援センターを紹介するほか、遺族等からの求めに応じて、相談の内容等を病院等の管理者に伝達すること。
5　医療事故調査・支援センターは、医療事故調査報告書の分析等に基づく再発防止策の検討を充実させるため、病院等の管理者の同意を得て、必要に応じて、医療事故調査報告書の内容に関する確認・照会等を行うこと。
　　なお、医療事故調査・支援センターから医療事故調査報告書を提出した病院等の管理者に対して確認・照会等が行われたとしても、当該病院等の管理者は医療事故調査報告書の再提出及び遺族への再報告の義務を負わないものとすること。

第三　病院等の管理者について
1　改正省令による改正後の医療法施行規則第1条の10の2に規定する当該病院等における死亡及び死産の確実な把握のための体制とは、当該病院等における死亡及び死産事例が発生したことが病院等の管理者に遺漏なく速やかに報告される体制をいうこと。
2　病院等の管理者は、支援を求めるに当たり、地方協議会から支援団体の紹介を受けることができること。
3　遺族等から法第6条の10第1項に規定される医療事故が発生したのではないかという申出があった場合であって、医療事故には該当しないと判断した場合には、遺族等に対してその理由をわかりやすく説明するこ

　　と。

第四　医療安全支援センターについて
　　医療安全支援センターは、医療事故に関する相談に対しては、「医療安全
　支援センター運営要領について」（平成19年3月30日付け医政発0330036
　号）の別添「医療安全支援センター運営要領」4（2）④「相談に係る留
　意事項」に留意し、対応すること。

以上

平成28年6月24日の制度見直しを反映した
「医療事故調査制度運用ガイドライン」

1. 死亡事例発生時に行うべきこと概要

　医療事故調査制度によるセンター（医療事故調査・支援センター）への医療事故発生報告が必要か否かの判断は、1か月を目途に判断すれば、問題ありませんが、以下の①、②については急いで確認が必要です。

①医師法第21条の異状死体等に該当しないかどうか。医師法第21条の異状死体等に該当する場合は、24時間以内の届出義務がありますので、早急な判断が必要です。常々、医師法第21条にいう異状死体等の定義は確認しておく必要があります。異状死体の判断は「外表異状」によります。本書「2. 医師法第21条（異状死体等の届出義務）について」の項目を参照してください。

②解剖又はAiが必要か否かご判断ください。この段階での解剖は、基本的には病理解剖を行います。

　①、②は早急な判断を求められますが、同時に係争、刑事事件に発展しかねないため慎重な対応も求められます。顧問弁護士等の助言を得ながら対応してください。

※平成28年6月24日の見直しにより、病院等の管理者は、医療事故のセンター報告を適切に行うために当該病院等における死亡及び死産の確実な把握のための体制を確保することが求められ（医療法施行規則第1条の10の2第4項）、具体的には、当該病院等における死亡及び死産事例が発生したことが病院等の管理者に遺漏なく速やかに報告される体制が必要とされることに注意してください。

2. 医師法第 21 条（異状死体等の届出義務）について

医師法第21条（異状死体等の届出義務）
医師は、死体又は妊娠 4 月以上の死産児を検案して異状があると認めたときは、24時間以内に所轄警察署に届け出なければならない。（同33条の 2 に罰則）

　医師法第21条については、東京都立広尾病院事件の東京高裁判決（平成13年（う）第2491号）及び最高裁判決（平成15年（あ）第1560号）により司法的に確定しています。行政的にも、田原克志医事課長発言、大坪寛子医療安全推進室長発言、田村憲久厚生労働大臣答弁により確定していましたが、2019年（平成31年） 2 月 8 日付け医事課長通知により混乱が生じました。しかしながら、同年 4 月24日、厚労省が医事課長事務連絡（Q&A）を出し、直ちに平成31年度版死亡診断書（死体検案書）記入マニュアル追補を出したことにより、医師法第21条の異状の判定は「外表異状」によることが再確認され、完全に確立したと言えましょう。以下、（ 1 ）東京都立広尾病院事件最高裁判決と（ 2 ）2019年（平成31年） 4 月24日付け厚労省医政局医事課事務連絡（Q&A）について記しておきます。

1 ）東京都立広尾病院事件最高裁判決

　最高裁判決要旨は 2 つの部分に分かれています。【要旨 1 】部分が、判断基準を示したものであり、【要旨 2 】部分は東京都立広尾病院事件に判断基準を適用した部分です。かつて、【要旨 2 】部分のみを強調した解説が流布されたために医療崩壊に至った経緯があります。【要旨 1 】部分の判断基準を前提として【要旨 2 】部分があるのだという基本構図を念頭に解釈すべきです。

　さて、【要旨 1 】部分はさらに 2 文に分かれています。第 1 文では、「医師法第21条にいう死体の『検案』とは、医師が死因等を判定するために死体の外表を検査することである」と『検案』という言葉の定義をしています。この部分は、東京高裁が、第 1 審の東京地裁判決の争点となった部分を整理し、「医師法第21条にいう死体の『検案』とは、医師が死因等を判定するために死体の外表を検査することである」と自判したものを最高裁が容認したものです。この第 1 文節に続き、第 2 文で、この第 1 文節の定義は、当該死体が自己の診療していた患者のものであるか否かに関係なく、全ての死体に適用されるものであると述べています。この【要旨 1 】を前提として、【要旨 2 】部分では、「医師法第21条にいう死体の『検案』とは、医師が死因等を判定するために死体の外表を検査することである」という判断基準（合憲限定解釈）を適用すれば、医師法第21条は憲法違反規定ではないという憲法判断を示したものです。これを一文にまとめれば、「①医師法第21条にいう死体の『検案』とは、医師が死因等を判定するために死体の外表を検査することである。②これは当該死体が自己の診療していた患者のものであるか否かに関係はない。①②を前提とすれば、死体を検案して異状を認めた医師に課された、医師法第21条の届出義務は、『単に、異状死体があったということのみの届け出であり、自己と死体との関連等を届け出る義務はない』のであるから、医師法第21条の規定は憲法に抵触しない」ということになるというべきです。医師法第21条の異状死体の判断基準は『外表異状』であるということです。

2 ）平成31年 4 月24日付け厚生労働省医政局医事課事務連絡、「『医師による異状死体の届出の徹底について』（平成31年 2 月 8 日付け医政医発0208第 3 号厚生労働省医政局医事課長通知）に関する質疑応答集（Q&A）について」

　2019年（平成31年） 4 月24日、厚労省医政局医事課は、事務連絡として、質疑応答集（Q&A）を出しました。この質疑応答集（Q&A）は、「医師による異状死体の届出の徹底について」（平成31年 2 月 8 日付け医政医発0208第 3 号厚労省医政局医事課長通知）が、従来の厚労省の医師法第21条の解

2. 医師法第21条（異状死体等の届出義務）について

釈との整合性に問題がある等の疑義が生じているため、この疑念を払拭するために発出されたものです。また、4月24日事務連絡を受けて、同日、「平成31年度版　死亡診断書（死体検案書）記入マニュアル」追補版が出されました。

「外表異状」を再確認する重要な通知ですので、以下質疑応答集（Q&A）を記載します。

「医師による異状死体の届出の徹底について」に関する質疑応答集（Q&A）

問1　通知の発出の趣旨は何か。

問2　最高裁平成15年（あ）第1560号同16年4月13日第三小法廷判決及び東京高裁平成13年（う）第2491号同15年5月19日第3刑事部判決（都立広尾病院事件）との関係はどのように整理されるのか。

問3　本通知は医師法第21条の「検案」に死体の外表の検査以外の行為を含ませようとするものか。

問4　本通知は医療事故等の事案について警察署への届け出の範囲を拡大するものか。

問1　通知の発出の趣旨は何か。

（答）医師が検案して異状を認めるか否かを判断する際に考慮すべき事項を示したものであり、医師法第21条の届け出を義務付ける範囲を新たに拡大するものではない。

すなわち、平成26年6月10日の参議院厚生労働委員会における田村厚生労働大臣の答弁（注1）及び平成24年10月26日の第8回医療事故に係る調査の仕組み等のあり方に関する検討部会における田原医事課長の発言（注2）と同趣旨であり、医師は、死体の検案の際に、さまざまな情報を知り得ることがあることから、それらの情報も考慮して死体の外表を検査し、異状の判断をすることになることを明記したものに過ぎない。また、届け出の要否の判断は、個々の状況に応じて死体を検案した医師が個別に判断するものであるとの従来の解釈を変えるものではない。

（注1）平成26年6月10日、参議院厚生労働委員会会議録（抄）
○田村厚生労働大臣　医師法第21条でありますけれども、死体又は死産児、これにつきましては、殺人、傷害致死、さらには死体損壊、堕胎等の犯罪の痕跡をとどめている場合があるわけでありまして、司法上の便宜のために、それらの異状を発見した場合には届出義務、これを課しているわけであります。医師法第21条は、医療事故等々を想定しているわけではないわけでありまして、これは法律制定時より変わっておりません。ただ、平成16年4月13日、これは最高裁の判決でありますが、都立広尾病院事件でございます。これにおいて、検案というものは医師法第21条でどういうことかというと、医師が死因等を判定をするために外表を検査することであるということであるわけであります。一方で、これはまさに自分の患者であるかどうかということは問わないということでありますから、自分の患者であっても検案というような対象になるわけであります。さらに、医療事故調査制度に係る検討会、これ平成24年10月26日でありますけれども、出席者から質問があったため、我が省の担当課長からこのような話がありました。死体の外表を検査し、異状があると医師が判断した場合には、これは警察署長に届ける必要があると。一連の整理をいたしますと、このような流れの話でございます。

（注2）平成24年10月26日第8回医療事故に係る調査の仕組み等のあり方に関する検討部会議事録（抄）

○中澤構成員　それは、外表を見てということは、外表だけで判断されるということでよろしいわけですね。

○田原医事課長　基本的には外表を見て判断するということですけれども、外表を見るときに、そのドクターはいろんな情報を知っている場合もありますので、それを考慮に入れて外表を見られると思います。ここで書かれているのは、あくまでも、検案をして、死体の外表を見て、異状があるという場合に警察署のほうに届け出るということでございます。これは診療関連死であるかないかに関わらないと考えております。

○中澤構成員　そうすると、外表では判断できないものは出さなくていいという考えですか。

○田原医事課長　ですから、検案ということ自体が外表を検査するということでございますので、その時点で異状とその検案した医師が判断できるかどうかということだと考えています。

○中澤構成員　判断できなければ出さなくていいですね。

○田原医事課長　それは、もしそういう判断できないということであれば届け出の必要はないということになると思います。

問 2　最高裁平成15年（あ）第1560号同16年 4 月13日第三小法廷判決及び東京高裁平成13年（う）第2491号同15年 5 月19日第 3 刑事部判決（都立広尾病院事件）との関係はどのように整理されるのか。

（答）上記の判決により示された医師法第21条の死体の「検案」及び届出義務が発生する時点の解釈を含め、上記の判決で示された内容を変更するものではない。

問 3　本通知は医師法第21条の「検案」に死体の外表の検査以外の行為を含ませようとするものか。

（答）医師法第21条は医師が検案をした場合を規定したものであり、「検案」の解釈は問 2 の最高裁判決が示す通り、「死因等を判定するために死体の外表を検査すること」を意味するものである。本通知は「検案」の従来の解釈を変えるものではなく、死体の外表の検査のほかに、新たに「死体が発見されるに至ったいきさつ、死体発見場所、状況等諸般の事情」を積極的に自ら把握することを含ませようとしたものではない。

問 4　本通知は医療事故等の事案について警察署への届け出の範囲を拡大するものか。

（答）問 1 の通り、本通知は、医師法第21条の届出義務の範囲を拡大するものではなく、医療事故等の事案についての届け出についても、従来通り、死体を検案した医師が個々の状況に応じて個別に判断して異状があると認めるときに届出義務が発生することに変わりない。

3 ）「外表異状」の留意点

　医師法第21条の届出義務は、「医師が死因等を判定するために死体の外表を検査して、異状を認めたものは届出義務がある」（いわゆる『外表異状』）ということです。従って、過誤の有無とは無関係です。両者の関係は図 2 - 1 に示します。

2. 医師法第21条（異状死体等の届出義務）について

図２－１ 「外表異状」と「医療過誤」（医師法第21条）

過誤＼外表	異状なし	異状あり
過誤なし	届け出不要	届け出
過誤あり	届け出不要	届け出

「外表異状」があれば、警察への「届出義務」がある。
過誤の有無は問わない。

　しばしば、誤解があるようですが、外表の所見は「異状な所見」ですので、正常な創等は届け出対象にあたりません。例えば、通常の手術痕、播種性血管内凝固症候群（DIC）を合併し多臓器不全で死亡した例等は届け出対象ではありません。刃物の刺し傷、殴打の痕跡等、犯罪によると思われる異状な痕跡が「外表異状」に該当します。
　医療事故調査制度は、医師法21条とは並列的関係にありますので、それぞれについて要件を検討して、警察への届け出あるいは医療事故調査・支援センターへの報告を検討する必要があります。
　なお、「外表異状」を認めなかった場合は、診療録等に「外表に異状を認めなかった」旨の記載をしておくことをお勧めします。

3. 当ガイドラインが示す医療事故調査制度の 6 つの原則

1）原則①：遺族への対応が第一であること

患者が死亡したときに、迅速にすべきことは、遺族への対応・遺族に対する説明で、センターへの報告ではありません。

遺族への対応・説明は、本制度の目的である医療安全の確保そのものとは別ですが、医療の一環として非常に大事な事柄であること、遺族とのコミュニケーション不足が予想外の紛争化を招き、遺族にとっても医療従事者にとっても不幸な事態となることから、当ガイドラインにおいてもその重要性を強調します。

2）原則②：法律にのっとった内容であること

『地域における医療及び介護の総合的な確保を推進するための関係法律の整備等に関する法律』が平成26年の国会で成立し、これにより医療法が改正され、新たに医療事故調査についての制度ができました。

国会で成立した法律は、国民が投票により選んだ国会議員により構成される国会の議決を経ていますので、法律の文言には重みがあり、文言をはずれた解釈をすべきではありません。特に、国民に負担を課す規定ですので、安易な拡大解釈は許されないことは言うまでもありません。「省令」は「法律」が具体的な中身を詳しく規定していない場合に、行政庁（この法律では厚労省）が、中身を規定するものです。「通知」は、「法律」の具体的な解釈を行政庁が行うものです。「省令」と「通知」について「法律」の内容をある程度補足することはできても、法律の趣旨を変更することはできず、本制度に関する省令や通知についても改正医療法の趣旨にのっとり、文言を理解する必要があります。

とりわけ、ガイドラインやＱ＆Ａは厚労省の作成したものであっても、一つの解釈を示したものに過ぎず、最高裁の判例でも、国民を拘束するものではないとされています。特に、本制度については、既に厚労省の通知において、ガイドライン等は一つの参考に過ぎないと明記しています。

本制度は、10年以上もの長い期間をかけて議論され、さまざまな意見を踏まえ、法律案にも再三の修正が加えられた経緯がありますので、修正の経緯を踏まえて条文を理解することが不可欠です。この点は、後述する報告対象の項で重要になります。

また、法律・省令・通知が具体的に求める部分と、管理者に裁量として委ねられた部分の違いを理解することも重要です。

3）原則③：本制度は医療安全の確保を目的とし、紛争解決・責任追及を目的としない

図3－1

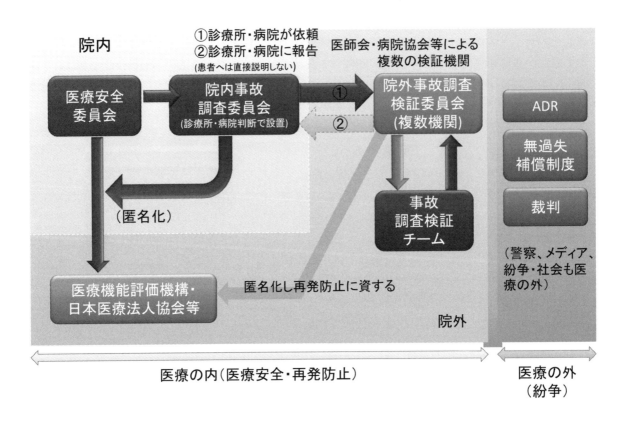

基本的な考え方(四病協・日病協合意に基づく概要図)

「医療の内」（医療安全）と「医療の外」（紛争解決）を切り分けて制度構築することとなった。

WHOドラフトガイドラインの「学習のための報告制度」と「説明責任のための報告制度」と整合する考え方であり、医療事故調査制度は、「医療の内」（医療安全）の制度として構築された。

本制度は、医療法の第3章「医療の安全の確保」の中に「第1節　医療の安全の確保のための措置」を設けていること、本通知においても「本制度の目的は医療安全の確保であり、個人の責任を追及するためのものではない」と繰り返し明言されていることから、医療安全確保を目的とするものであることは明らかで、紛争解決と責任追及は目的ではありません。この点は、本制度に関する厚労省のQ＆A[1]でも明確にされており、説明責任や紛争解決の視点で本制度を捉えることは誤解のもとであり、厳に戒められるべきことです。

同Q＆Aが、本制度の基盤として位置づけているWHO（世界保健機構）のいわゆるWHOドラフトガイドライン（WHO Draft Guidelines for Adverse Event Reporting　and Learning Systems[2]、以下「WHOドラフトガイドライン」といいます）は学習のための事故報告制度と、説明責任のための事故報告制度を峻別しており、両方の趣旨を両立することは困難であるとしています。WHOドラフ

1　「医療事故調査制度に関するQ&A（Q1 ～ Q26）」
　　http://www.mhlw.go.jp/stf/seisakunitsuite/bunya/0000061209.html
　　https://www.mhlw.go.jp/stf/seisakunitsuite/bunya/0000098543.html
2　http://www.who.int/patientsafety/implementation/reporting_and_learning/en/
　　中島和江（2011）『有害事象の報告・学習システムのためのWHOドラフトガイドライン』へるす出版

トガイドラインは、前者の特徴として、懲罰を伴わないこと（非懲罰性）、患者、報告者、施設が特定されないこと（秘匿性）、報告システムが報告者や医療機関を処罰する権力を有するいずれの官庁からも独立していること（独立性）などが必要であるとしています。そして、本制度は責任追及を目的とするものではないこと、匿名化を求めていること、第三者機関の調査結果を警察や行政に届けるものではないことから、明らかに本制度はWHOドラフトガイドラインでいうところの学習のための制度で、このことは前述のQ＆A（Q1）でも明示されています[3]。

　医療の内（医療安全・再発防止）と医療の外（紛争）は明確に切り分けるべきものです（図3－1）。医療安全確保のための仕組みであるならば、そのための「原因分析」のみを行うべきです。「原因究明」は責任追及と結びつくため、医療安全の確保と並列かつ同時に行う仕組みは機能しません。本通知においても、「必ずしも原因が明らかになるとは限らないことに留意すること」をわざわざ指摘しています。

　本制度の目的は医療安全の確保で、紛争解決や責任追及ではないことを踏まえて本制度の解釈と運用を行わなければなりません。

4）原則④：非懲罰性・秘匿性を守るべきこと（WHOドラフトガイドラインに準拠していること）

　WHOドラフトガイドラインは、医療安全の分野、特に有害事象等の報告システムの基本的な考え方について述べるとともに、WHO加盟国に対する提言を行っています。

　WHOドラフトガイドラインは、医療安全分野での文献の調査、報告システムが存在する国での調査などを踏まえて作成されたもので、その内容については医療従事者の多くが賛同するところです。我が国の各病院団体もWHOドラフトガイドラインを支持しています。

　このWHOドラフトガイドラインにおいては、報告した医療者を懲罰しないことを求めるとともに、報告された情報の秘匿性が重要であることを述べています[4]。多くの実践を通じて、非懲罰性・秘匿性の順守が報告システムの成功する必須条件だとわかってきたからです。

　学習のための制度という視点で見れば、医療安全の確保のためには失敗から学ぶことも重要です。そのため、医療事故が発生した場合、当事者からの聞き取りを含め、どのような事実があったのか必要な情報を収集して分析することが肝要ですが、収集した情報が当事者等の責任追及に使われるのであれば、十分な情報収集はできません。また、責任追及につながる情報の提供を医療従事者等に強要することは人権侵害にもなりかねません。そこで医療安全の確保を目的とする制度では、WHOドラフトガイドラインが求めるように、非懲罰性と秘匿性が不可欠となります。

　前述のように、本制度の目的は医療安全の確保で、かつ、改正医療法、医療法施行規則、本通知のいずれにおいても、秘匿性（非識別性）を守ることが求められています。つまり、本制度は「学習のための制度」で、WHOドラフトガイドラインに準拠したものです。この趣旨をよく理解し、本制度

3　なお、Q&A（Q1）では、WHOドラフトガイドラインがすべてWHOのホームページから削除されているとのコメントが記載されていますが、以下のWHOのホームページから確認できます。https://apps.who.int/iris/handle/10665/69797, https://apps.who.int/iris/bitstream/handle/10665/69797/WHO-EIP-SPO-QPS-05.3-eng.pdf　（いずれも2021年1月2日最終閲覧）

4　医療安全における最大の目標は現在と将来における患者の安全の確保です。そして、組織事故に対する研究により、ヒューマンエラーによる事故に対しては、有害事象に対して処罰をもって対応しても効果はなく、むしろヒヤリ・ハット事例の情報も含めて多数の事例を収集し、原因分析を行い、再発防止策をとることが重要であるとのコンセンサスが専門家の間で得られています。このため、医療安全目的の情報収集では、必要な情報と意見を集めることが肝要で、かつ、医療安全目的で収集した情報が、責任追及に用いられないよう担保することが非常に重要です。

が準拠するWHOドラフトガイドラインにのっとった解釈・運用をすべきです。

5）原則⑤：院内調査が中心で、かつ、地域ごと・病院ごとの特性に合わせて行うべきであること

ア　現場に即した院内調査が中心

　本制度は、院内調査が中心で、報告対象の判断から病院等の管理者の判断に委ねています。センターは、これを支援・補充する役割で、調査についても院内調査が先行し、センター調査は原則として院内調査の結果を検証するにとどめることが本通知でも明示されています。本制度は医療機関の自立性と自律性を重視するもので、第三者機関であるセンターは院内調査に優越するものではありません。

　院内調査は、医療安全の確保のために行うものですので、医療現場に密着し、各医療現場に即した調査をしなければなりません。そこで、医療機関は、自立性と自律性に基づき、原則として自力で調査を行うべきで、「中立性」の題目のもと、安易に外部に調査を丸ごと任せることがあってはなりません。第三者機関とされるモデル事業などで、適切とはいいがたい調査が行われてきた経緯を踏まえて、外部に調査を委託すれば解決が得られるという従来の幻想は捨てるべきです。

　医療は、各医療機関の中でそれぞれの医療従事者が現場に合わせ、さまざまな調整をしながら実施しているものです。このため、院内調査を行うにも、院内医療安全委員会で再発防止を行うにも、それぞれの現場での調整の状況を踏まえながら行うことにこそ意味があるのです。

イ　現場を見ない一般化・標準化をすべきでないこと

　医療機関ごとに規模や性質はさまざまなものがあり、調査にかけられる人員や時間、費用に差があり、とりうる対策もそれぞれです。このため、調査対象や調査方法については、各医療機関の現状を踏まえて行うべきで、一般化・標準化は不要です。実際に本制度では調査の手法も含めてそれぞれの医療機関に委ねられており（医療法施行規則第1条の10の4第1項柱書参照）、委員会の設置や外部の専門家の支援の要否も含めて個々のケースごとに医療機関がそれぞれ判断すべきです。本通知においても医療機関の体制・規模等に配慮することが必要とされています。

ウ　非懲罰性・秘匿性

　院内調査の結果は、遺族に十分説明すべきですが、報告書そのものを開示する改正医療法上の義務はなく、管理者が適切だと判断する方法によります。医療安全確保の目的で作成された報告書は、本来は、医療の改善のため、内部的に使用する目的で作られたもので、匿名化・非識別化が求められています（医療法施行規則第1条の10の4第2項柱書、同条第3項）。また、医療安全確保のためには、ベストの医療を目指す観点から、調査の結果、問題点を指摘して改善策を立てることが求められます。しかし、遺族や社会の視点からはこれらの「問題点・改善策」が法的な過失を示すものだと誤解され、医療安全確保のための報告書が責任追及の目的で使用されることが残念ながら想定され、実際にそのような使用をされた実例もあります。たとえ少数でも、そのような事態となれば医療安全確保と再発防止の仕組みは機能せず、むしろ医療の萎縮を招きます。前述のWHOドラフトガイドラインにあるように、非懲罰性・秘匿性の原則は必須で、関係した医療従事者の責任追及の結果をもたらさないよう秘密保持に留意しなければなりません。以上を踏まえて管理者は適切な方法で遺族に説明を行います。

　なお、院内規則についても、WHOドラフトガイドラインにのっとった内容にする必要があります。

エ　センターの位置づけと守秘義務

　前述のようにセンターは院内調査に優越するものではありません。個々の医療機関ごとの事情を踏まえ、現場に沿った形で調査をすることにこそ意味があるからです。それぞれの医療機関の現場の状

況を体感していないセンターは、謙抑的に、補助的な役割を担うこととなっています。

　医学と同様、医療安全も科学であり、複数の異なる分析や見解があることこそが健全な状態です。また、本制度は、今までのモデル事業の経緯や、さまざまな事故調査報告書の実態を見ると、ややもすればセンターが医療安全の視点を逸脱し、一方的な見解の押しつけや医療従事者の責任追及を行うリスクがあることからも、センターは本来は複数の民間機関とすべきです。

　センターの職員らには改正医療法第 6 条の21で刑罰を伴った守秘義務が課されていますが、これは上記の秘匿性を示すものというべきです。さらに、個別事例につき、警察その他行政機関への報告を行ってはならないと考えます。（ちなみに、医師法第21条の解釈に関しては、東京高裁判決（平成15年 5 月19日判決、平成13年（う）第2491号）、最高裁判決（平成16年 4 月13日判決、刑集第58巻 4 号247頁）により確定しています。厚労省も平成27年度版以降、死亡診断書（死体検案書）記入マニュアル[5]の法医学会ガイドライン参照文言を削除しました。）

6）原則⑥：本制度により医療崩壊を加速してはならないこと（範囲を限定すべきこと）
ア　医療事故調査にかかるマンパワーと費用

　医療事故調査制度として、平成17年度より『診療行為に関連した死亡の調査分析モデル事業』（以下「モデル事業」といいます）が実施されていました。年20件ほどの取り扱いで、報告書が出るまでに 1 件平均10か月、 1 件当たり 9 人の医師と95万円の費用がかかっています。この事業は日本医療安全調査機構に引き継がれていましたが、年 1 億 8 千万円もの予算をかけて、年間20例から30例の事例に対応していたに過ぎません[6]。一方で、医療安全における具体的な効果は不明と言わざるを得ません。

　本格的な事故調査を行う場合、一般的に①事実関係の確認、②問題点の抽出、③問題点についての議論と対策などが必要になります。場合によっては、①について解剖、関係したすべての医療従事者からの聞き取りと事実経過のまとめが必要になります。②と③につき院内・院外の各専門家を集め、 2 時間程度の会議を何度も行う必要があります。そして、結論をまとめた報告書案を作成の上、誤ったところがないか、一方的な内容となっていないか、各医療従事者を含めて確認しなければなりません。各医療従事者を長時間拘束することが必要になり、多額の費用もかかり、これらの事務作業には専属の職員が複数名必要となります。院内死亡が年間99万人（平成25年）とも言われる現状で、このような調査を幅広く行うことは非現実的です。

　特に、医療従事者の負担という意味では、ハイリスクな手術・検査・処置を行う診療科や院内死亡の確率の高い診療科（救命救急・ICU、外科、小児科、産婦人科、循環器内科、消化器内科、呼吸器内科、血液内科等）においては、医師数不足が著しく、過剰業務による医療崩壊が既に起きています。もし本制度が漫然と広範に適用されれば、これらの診療科は、頻繁に医療事故調査の対象になることが考えられます。それは医療現場の負担をさらに増し、本来の業務である診療への悪影響は不可避で、患者へのリスクが増大します。また、そのような状況を見て、当該診療科を志望する医師が減少し、さらに医療崩壊が進むとの悪循環に陥る懸念も現実のものとして存在します。医療安全を目的とする制度で、このような結果は本末転倒だと言わざるを得ません。

　このことからも、本制度の対象は、範囲をごく限られたケースに限定し、膨大なマンパワーと費用をかけて行うべき事案に絞り込んで行うべきことは明らかです。

5　http://www.mhlw.go.jp/toukei/manual/dl/manual_h27.pdf
6　「診療行為に関連した死亡の調査分析モデル事業　これまでの総括と今後に向けての提言」平成19年 3 月30日付け厚生労働省医政局長通知（医政発第0330010号）「良質な医療を提供する体制の確立を図るための医療法等の一部を改正する法律の一部の施行について」

イ 既存の制度との重複

i 院内医療安全委員会

　医療安全確保のための既存の制度として、改正前の医療法第6条の10（改正医療法においても第6条の12として、本制度とは別個のものとして維持されています。）を受けた医療法施行規則第1条の11第1項が医療機関の責務を定めています。

　具体的には、①『医療に係る安全管理のための委員会を開催すること』（医療法施行規則第1条の11第1項第2号。いわゆる院内医療安全委員会です。無床診療所は除きます。）、②『医療機関内における事故報告等の医療に係る安全の確保を目的とした改善のための方策を講ずること』（医療法施行規則第1条の11第1項4号）が求められています。

　さらに詳細には、厚労省の通知[7]において、①につき『重大な問題が発生した場合は、速やかに発生の原因を分析し、改善策の立案及び実施並びに従業者への周知を図ること』とされ、②につき、効果的な再発防止策等を含む改善策の企画立案を行うこととされています。

　本制度は、これら既存のものとは別のものとして創設されました（条文上、改正医療法第6条の12は「前二条に規定するもののほか」としています。）。

　以上から、再発防止策は、死亡に至らないケースや、ヒヤリ・ハット事案も含めて、院内医療安全委員会などで多くの事例から、個々の医療機関の状況を踏まえながら慎重に検討すべきで、個々のケースから短絡的に無理に再発防止策を導き出そうとしてはなりません。

ii ヒヤリ・ハット・医療事故情報収集等事業

　医療事故の情報を含めて広く収集し、再発防止に役立てようとする取り組みに関しては、既に医療法施行規則第12条が特定機能病院等について定めています。

　そして、日本医療機能評価機構が、医療事故情報収集等事業を行っており、「医療機関等から幅広く事故等事案に関する情報を収集し、これらを総合的に分析した上で、その結果を医療機関等に広く情報提供していく」としています（ヒヤリ・ハット事例についての情報収集も含みます）[8]。なお、医療事故情報収集等事業には、希望する医療機関は参加可能です（事業要綱第8条第1項第5号[9]）。

　このように、幅広い情報を集め、再発防止に活かそうとする試みは、既存の制度もあり、これらを活用すべきでしょう。なお、医療事故情報収集等事業が既に収集した膨大な情報が、活かされてこなかったのは事実であり、現場への予算化を含め、早急な再検討が必要です。

ウ 報告対象が不明瞭で、広範囲の報告のおそれがあること

　後述のように、本制度の報告の対象は、「医療に起因する疑い」や「予期しなかった」という抽象的な文言から、医療従事者の誤解を招くおそれがあり、「念のため」幅広い報告が行われる可能性があります。

　日本全国での死亡者数が年間136万人以上（2018年）とも言われる現状で、このような幅広い報告がなされれば、各医療機関の業務は莫大なものとなり、医療従事者の本来業務に支障を来すことは明白です。最高裁判例が十分理解されていなかった経緯があるとはいえ、異状死体の届け出件数を見れば、この懸念が現実のものであることは明らかです。

　このことからも、本制度の報告対象は範囲を絞り込む必要があります。

エ 結論

　医療機関にとっては通常の診療を継続する中で本制度に対応することは、人的・物的に新たな負担

---

7 平成19年3月30日付け厚生労働省医政局長通知（医政発第0330010号）「良質な医療を提供する体制の確立を図るための医療法等の一部を改正する法律の一部の施行について」

8 http://www.mhlw.go.jp/topics/bukyoku/isei/i-anzen/jiko/

9 http://www.med-safe.jp/pdf/youkou_h22.pdf

が生じ、当然費用面での負担が生じる一方、特に費用的な側面でのサポートは全く予定されていません。医療機関、特に病院ではただでさえマンパワーが少なく、まずは本来業務である診療を最優先とすべきことから、本制度の対象は人的・物的コストをかけて分析すべき事案に限定すべきです。

それ以外の事案については、本制度の外で、改正医療法第 6 条の12（改正前の医療法第 6 条の10）及びそれを受けた医療法施行規則第12条が求める「医療の安全を確保するための措置」も踏まえ、既存制度である医療事故情報収集等事業なども利用して対応すべきです。

4. 医療事故調査制度の概要

1）制度の趣旨

　　本制度は、当該病院等に勤務する医療従事者が提供した医療に起因（疑い例を含む）し、かつ当該管理者が予期しなかった死亡（又は死産）を対象としており、調査の目的を、医療の安全の確保であって、個人の責任追及ではないと定めています。事故が発生した当該医療機関の「院内医療事故調査」を基本としていますが、これは、10年以上の経験と議論を基につくられた再発防止のための考え方を基盤としており、WHOドラフトガイドラインの考え方に適合したものです。外部から強制的に行う調査ではなく、医療従事者自らが事故に向き合い、主体的に取り組むことが前提となっています。

　　医療事故調査制度は、医学的な視点から事故の原因を明らかにし、個人ではなく構造的な視点から再発防止について検証・分析し、個々の経験を集積し再発防止に関する普及啓発へつなげていくための公益的な制度として策定されています。

2）院内医療事故調査の流れ

医療事故に係る調査の流れ

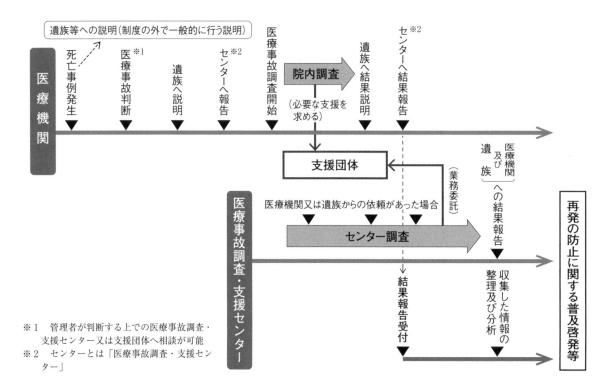

上段は各医療機関の業務の流れ
下段はセンターの業務の流れ
※1（注）：医療事故の判断に際して、管理者はセンター又は支援団体に支援を求めることができる（著者解説）。

　大原則は、遺族への対応です。

　患者が死亡したときに、まず最初に迅速にすべきことは、遺族への対応・遺族に対する説明です。遺族への対応・説明は、医療の一環として非常に大事な事柄であり、遺族とのコミュニケーション不足は、遺族にとっても医療従事者にとっても不幸な事態を招きかねませんので、注意が必要です。

[注] 医療事故調査制度に定める「医療事故」と判断した場合に、医療事故調査制度そのもののルールにのっとって、医療の安全の確保を図っていくべきことは言うまでもありません。しかしながら、最も重要なことは、院内で生じたすべての死亡症例を管理者の下で一元的にチェックし、「医療事故」に該当しなかった症例についても、事の軽重・性質に応じて院内での事例検証をたゆまずに行い、医療安全の確保に資するように努めていくことです。この意味で、「医療事故」に該当する件数の多い少ないは、大きな問題ではありません。むしろ、法の規定する「医療事故」以外の多くの症例から、医療の安全の確保につながる検証を行い続けることこそが肝要なのです。

3）医療事故調査等支援団体

　「医療法第 6 条の11」の規定に基づき、厚生労働大臣が定める団体で、次のような支援を行います。

○医療事故の判断に関する相談
○調査手法に関する相談・助言
○報告書作成に関する相談・助言（医療事故に関する情報の収集・整理、報告書の記載方法など）
○院内事故調査委員会の設置・運営に関する支援
○解剖、死亡時画像診断に関する支援（施設・設備などの提供も含む）
○院内医療事故調査に必要な専門家の派遣など

　一般社団法人日本医療法人協会及びその支部も、医療事故調査等支援団体の一つです。

4）医療事故調査・支援センター

　「医療法第 6 条の15」の規定により、厚生労働大臣から指定を受けた第三者機関であり、現在は一般社団法人日本医療安全調査機構だけが指定を受けています。その業務は「医療法第 6 条の16」の規定で、次のように定められています。

①医療機関の院内事故調査の報告により収集した情報の整理および分析を行うこと。
②院内事故調査の報告をした病院などの管理者に対し、情報の整理および分析の結果の報告を行うこと。
③医療機関の管理者が「医療事故」に該当するものとして医療事故調査・支援センターに報告した事例について、医療機関の管理者または遺族から調査の依頼があった場合に、調査を行うとともに、その結果を医療機関の管理者および遺族に報告すること。
④医療事故調査に従事する者に対し、医療事故調査に係る知識および技能に関する研修を行うこと。
⑤医療事故調査の実施に関する相談に応じ、必要な情報の提供および支援を行うこと。
⑥医療事故の再発の防止に関する普及啓発を行うこと。
⑦その他医療の安全の確保を図るために必要な業務を行うこと。

　センター業務は、各医療機関から報告された情報を整理・分析してシステムエラーを見つけるこ

と、その情報をほかの医療機関でも共有し、再発防止を目指すことで現場の医療安全を高めることです。

センター業務について

報告された院内事故調査結果の整理・分析、医療機関への分析結果の報告について次のように定められています。

○報告された事例の匿名化・一般化を行い、データベース化、類型化するなどして類似事例を集積し、共通点・類似点を調べ、傾向や優先順位を勘案する。
○個別事例についての報告ではなく、集積した情報に対する分析に基づき、一般化・普遍化した報告をすること。
○医療機関の体制・規模等に配慮した再発防止策の検討を行うこと。

5）対象となる「医療事故」

本制度における「医療事故」の範囲は、①「当該病院等に勤務する医療従事者が提供した医療に起因し、又は起因すると疑われる死亡又は死産」であって、（かつ）②「当該管理者が当該死亡又は死産を予期しなかったもの」です。発生した死亡事例が①、②の2つとも満たす死亡又は死産であった場合のみ、報告の対象に該当します。

検討会図

	医療に起因し、又は起因すると疑われる死亡又は死産	左記に該当しない死亡又は死産
管理者が予期しなかったもの	制度の対象事案	
管理者が予期したもの		

＊過誤の有無は問わない

「医療に起因する死亡」要件と「予期しなかった死亡」要件の双方を満たすものが報告対象。過誤の有無は問わない。

上の①・②について厚生労働省医政局長通知（平成27年5月8日医政発0508第1号）及び医療法第6条の10第1項に定める省令では、以下のように規定されています。

①医療に起因し、又は起因すると疑われる死亡又は死産
医療に起因し、又は起因すると疑われるもの。
○「医療」に含まれるものは制度の対象であり、「医療」の範囲に含まれるものとして、手術、処置、投薬及びそれに準じる医療行為（検査、医療機器の使用、医療上の管理など）が考えられる。
○施設管理等の「医療」に含まれない単なる管理は制度の対象とならない。
○医療機関の管理者が判断するものであり、ガイドラインでは判断の支援のための考え方を示す。

死産について

○死産については「医療に起因し、又は起因すると疑われる、妊娠中又は分娩中の手術、処置、投薬
及びそれに準じる医療行為により発生した死産であって、当該管理者が当該死産を予期しなかった
もの」を管理者が判断する。

○人口動態統計の分類における「人工死産」は対象としない。

　　厚生労働省医政局長通知（平成27年 5 月 8 日医政発0508第 1 号）

「医療に起因する（疑いを含む）死亡又は死産」の考え方

「当該病院等に勤務する医療従事者が提供した医療に起因し、又は起因すると疑われる死亡又は死産で
あって、当該管理者が当該死亡又は死産を予期しなかったもの」を、医療事故として管理者が報告する。

医療（下記に示したもの）に起因し、又は起因すると疑われる死亡又は死産（①）	①に含まれない死亡又は死産（②）
○ 診察 　－ 徴候、症状に関連するもの ○ 検査等（経過観察を含む） 　－ 検体検査に関連するもの 　－ 生体検査に関連するもの 　－ 診断穿刺・検体採取に関連するもの 　－ 画像検査に関連するもの ○ 治療（経過観察を含む） 　－ 投薬・注射（輸血含む）に関連するもの 　－ リハビリテーションに関連するもの 　－ 処置に関連するもの 　－ 手術（分娩含む）に関連するもの 　－ 麻酔に関連するもの 　－ 放射線治療に関連するもの 　－ 医療機器の使用に関連するもの ○ その他 　以下のような事案については、管理者が医療に起因し、又は起因すると疑われるものと判断した場合 　－ 療養に関連するもの 　－ 転倒・転落に関連するもの 　－ 誤嚥に関連するもの 　－ 患者の隔離・身体的拘束／身体抑制に関連するもの	左記以外のもの 〈具体例〉 ○ 施設管理に関連するもの 　－ 火災等に関連するもの 　－ 地震や落雷等、天災によるもの 　－ その他 ○ 併発症 　（提供した医療に関連のない、偶発的に生じた疾患） ○ 原病の進行 ○ 自殺（本人の意図によるもの） ○ その他 　－ 院内で発生した殺人・傷害致死、等

※ 1　医療の項目にはすべての医療従事者が提供する医療が含まれる。
※ 2　①、②への該当性は、疾患や医療機関における医療提供体制の特性・専門性によって異なる。

　　　　　　　　厚生労働省医政局長通知（平成27年 5 月 8 日　医政発0508第 1 号）

②「当該死亡又は死産を予期しなかったもの」の考え方について

　医療法第 6 条の10第 1 項に規定する厚生労働省令で定める死亡又は死産は、次の各号のいずれにも
該当しないと管理者が認めたものとする。

（ 1 ）病院等の管理者が、当該医療が提供される前に当該医療従事者等が当該医療の提供を受ける者
　　　又はその家族に対して当該死亡又は死産が予期されることを説明していたと認めたもの

（2）病院等の管理者が、当該医療が提供される前に当該医療従事者等が当該死亡又は死産が予期されることを当該医療の提供を受ける者に係る診療録その他の文書等に記録していたと認めたもの

（3）病院等の管理者が、当該医療を提供した医療従事者等からの事情の聴取及び第1条の11第1項第2号の委員会（編者注・院内医療安全管理委員会—医療の安全管理のための院内の委員会）からの意見の聴取（当該委員会を開催している場合に限る。）を行った上で、当該医療が提供される前に当該医療従事者等が当該死亡又は死産を予期していたと認めたもの

医療法施行規則　第1条の10の2

上記の解釈について

●省令第1号及び第2号に該当するものは、一般的な死亡の可能性についての説明や記録ではなく、当該患者個人の臨床経過等を踏まえて、当該死亡又は死産が起こりうることについての説明及び記録であることに留意すること。

●患者等に対し当該死亡又は死産が予期されていることを説明する際は、医療法第1条の4第2項の規定に基づき、適切な説明を行い、医療を受ける者の理解を得るよう努めること。

6）医療法施行規則の一部を改正する省令の施行に伴う留意事項等について

（平成28年6月24日医政総発0624第1号）

●支援団体等連絡協議会について

第一　支援団体等連絡協議会について

1　改正省令による改正後の医療法施行規則（昭和23年厚生省令第50号）第1条の10の5第1項の規定に基づき組織された協議会（以下「支援団体等連絡協議会」という。）は、地域における法第6条の11第2項に規定する支援（以下「支援」という。）の体制を構築するために地方組織として各都道府県の区域を基本として1か所、また、中央組織として全国に1か所設置されることが望ましいこと。

2　各都道府県の区域を基本として設置される地方組織としての支援団体等連絡協議会（以下「地方協議会」という。）には、当該都道府県に所在する法第6条の11第2項に規定する医療事故調査等支援団体（支援団体を構成する団体を含む。以下「支援団体」という。）が、全国に設置される中央組織としての支援団体等連絡協議会（以下「中央協議会」という。）には、全国的に組織された支援団体及び法第6条の15第1項の規定により厚生労働大臣の指定を受けた医療事故調査・支援センター（以下「医療事故調査・支援センター」という。）が参画すること。

厚生労働省医政局総務課長通知（平成28年6月24日医政総発0624第1号）

●死亡事例発生の報告体制などについて

第三　病院等の管理者について

1　改正省令による改正後の医療法施行規則第1条の10の2に規定する当該病院等における死亡及び死産の確実な把握のための体制とは、当該病院等における死亡及び死産事例が発生したことが病院等の管理者に遺漏なく速やかに報告される体制をいうこと。

2　病院等の管理者は、支援を求めるに当たり、地方協議会から支援団体の紹介を受けることができること。

3　遺族等から法第6条の10第1項に規定される医療事故が発生したのではないかという申し出が

あった場合であって、医療事故には該当しないと判断した場合には、遺族等に対してその理由を
わかりやすく説明すること。

厚生労働省医政局総務課長通知（平成28年 6 月24日医政総発0624第 1 号）

（医療事故調査制度施行後 1 年 8 か月余り後に、上記通知が発せられ、制度がさらに補充強化されま
した。）

5. 報告対象について

> **改正医療法**
> 第6条の10　病院、診療所又は助産所（以下この章において「病院等」という。）の管理者は、医療事故（当該病院等に勤務する医療従事者が提供した医療に起因し、又は起因すると疑われる死亡又は死産であって、当該管理者が当該死亡又は死産を<u>予期しなかつたものとして厚生労働省令で定めるものをいう。以下この章において同じ。</u>）が発生した場合には、厚生労働省令で定めるところにより、遅滞なく、当該医療事故の日時、場所及び状況その他厚生労働省令で定める事項を第6条の15第1項の医療事故調査・支援センターに報告しなければならない。

　改正医療法第6条の10第1項は、「医療事故」として、『当該病院等に勤務する医療従事者が提供した医療に起因し、又は起因すると疑われる死亡又は死産であって、（かつ）当該管理者が当該死亡または死産を予期しなかったもの』としており、「医療事故」をセンターに報告する義務を課し、かつ同第6条の11第1項で「医療事故」につき必要な調査を行う義務を課していますが、報告・調査義務の対象はいかなるものでしょうか。

　『3．当ガイドラインが示す医療事故調査制度の6つの原則』で述べたように、報告の対象を適切に限定しなければ、医療崩壊を進行させ、医療安全がさらに脅かされる結果になりかねません。

　報告対象についてのポイントは、<u>①ア予期しなかった死亡であり（「予期しなかった死亡」要件）、かつ、①イ提供した医療に起因し、又は起因すると疑われる死亡（「医療に起因する死亡」要件）の2つの要件を満たす場合に限ることです。</u>

　また、②「過誤」類型が対象でなくなり、③単なる「管理」類型も対象ではなくなりました。

　当ガイドラインでは、「予期しなかった」「提供した医療に起因し、又は起因すると疑われる」といった改正医療法の文言について解説するとともに、以下のように提言します。改正医療法及び本通知は<u>「医療事故」に当たるかどうかの判断を管理者に委ねています</u>ので、特に管理者の方は改正医療法と医療法施行規則（省令）、本通知をよく理解してください。

1）「予期しなかった」とは（「予期しなかった死亡」要件）

医療法施行規則

第 1 条の10の 2 法第 6 条の10第 1 項に規定する厚生労働省令で定める死亡又は死産は、次の各号のいずれにも該当しないと管理者が認めたものとする。

一　病院等の管理者が、当該医療が提供される前に当該医療従事者等が当該医療の提供を受ける者又はその家族に対して当該死亡又は死産が予期されることを説明していたと認めたもの

二　病院等の管理者が、当該医療が提供される前に当該医療従事者等が当該死亡又は死産が予期されることを当該医療の提供を受ける者に係る診療録その他の文書等に記録していたと認めたもの

三　病院等の管理者が、当該医療を提供した医療従事者等からの事情の聴取及び第 1 条の11第 1 項第 2 号の委員会からの意見の聴取（当該委員会を開催している場合に限る。）を行った上で、当該医療が提供される前に当該医療従事者等が当該死亡又は死産を予期していたと認めたもの

本通知

○ 左記（省令）の解釈を示す。

• 省令第 1 号及び第 2 号に該当するものは、一般的な死亡の可能性についての説明や記録ではなく、当該患者個人の臨床経過等を踏まえて、当該死亡又は死産が起こりうることについての説明及び記録であることに留意すること。

• 患者等に対し当該死亡又は死産が予期されていることを説明する際は、医療法第 1 条の 4 第 2 項の規定に基づき、適切な説明を行い、医療を受ける者の理解を得るよう努めること。

ア　要件の内容・判断の主体

条文上、『管理者が当該死亡を予期しなかったもの』と明示されていますので、①管理者を基準に、②死亡することを、③予期しなかったことが必要です。

①については、管理者を基準とすることが原則なのは当然ですが、通常、管理者自身は直接患者の診療にあたるわけではなく、その意味で個別の患者の死亡を具体的に予期することは、管理者自身が医療を行った場合を除いて、通常不可能です。また、管理者には各診療科の専門的知識が常にあるわけではありません。本制度では、管理者は現場医療従事者の考えを踏まえて判断することとされ（医療法施行規則第 1 条の10の 2 第 1 項各号）、本通知でも「当該医療事故に関わった医療従事者等から十分事情を聴取した上で、組織として判断する」ことが明示されました。

すなわち、管理者と現場の医療従事者の双方が予期しなかった死亡、いわばその医療機関のみんなが、意外に思う死亡についてのみ「予期しなかった死亡」要件に該当すると判断することになります（43頁の表 5 － 2 でいうと、Ⅳのみが「予期しなかった死亡」要件に該当し、Ⅱは「予期しなかった死亡」要件に該当しません）。

なお、遺族の要請は管理者の判断を左右するものではありません。

イ　予期の対象

②については、死亡という結果そのものを予期しなかったかどうかが問題で、死因を予期しなかったかどうかは問題ではありません。つまり、予期の対象は、当該死亡の「医療起因性」ではなく、あくまでも当該患者の当該死亡又は死産そのものです。

ウ　予期の程度

予期という言葉は、現行法や法律用語として頻繁に用いられる用語ではありませんので、明確な定

義は困難ですが、緩やかな言葉ですので、予期の程度は具体的に予期する必要はなく、抽象的に予期していればよいものだと考えます。本通知においても、「臨床経過等を踏まえて、当該死亡又は死産が起こりうること」と表現されています。

すなわち、本制度でいう「予期しなかった」とは、「まさか亡くなるとは思わなかった」という状況だといえます。

また、本制度の報告対象となる「予期」は医療過誤の司法判断の要件である「予見」とも異なる概念です。本制度の「予期」とは、具体的な予見までは必要としておらず、事後的に見て、死亡は仮にまれだとしても、「あることはあるよね」というレベルで足りると考えられます。

どのような手術の際にも、出血は「予期」していますから、事前の説明と同意では、出血のリスクは説明しますが、自己血保存は、手術によっては不要です。「予期」していたとは言えるが、法的な「予見可能性」はない例と言えます。

表5-1　予期しなかった死亡と過誤

過誤　＼　予期	予期した	予期しなかった
過誤なし	1A ・合併症・副作用 ・原病の進行	2A ・通常想定しない合併症 ・原病の通常想定しない急激な進行
過誤あり	1B ・頻発する類型のエラー（誤薬等）	2B ・非常にまれな類型のエラー

＊2A～Bは「予期しなかった死亡」要件に該当します。しかし、原病の進行や偶発症的な合併症は、医療起因性がない（本通知参照）ので、報告対象ではありません。

＊1A～Bは「予期しなかった死亡」要件を満たさず、報告対象ではありません。

表5−2　管理者と現場の予期の違い

現場の医療者 ＼ 管理者	予期した	予期しなかった
予期した	I ・合併症 ・原病の進行	II ・合併症（専門的知見） ・原病の進行（専門的知見）
予期しなかった	III ・頻発する類型のエラー（誤薬等）	IV ・通常想定しないような死亡

＊IVが「予期しなかった死亡」要件に該当します。

＊IIについては報告対象とすべきではありません。本通知においても、「当該医療事故に関わった医療従事者等から十分事情を聴取した上で、<u>組織として判断する</u>」とされています。管理者と現場医療従事者がよく話し合って判断すべきです。

エ　規則の定める具体的内容

　なお、「予期」の文言だけでは不明確であるため、医療法施行規則第1条の10の2第1項各号において、「予期しなかった死亡」要件に該当しない類型が列挙されました。また、本通知で「<u>当該患者個人の臨床経過等を踏まえて、当該死亡又は死産が起こりうること</u>についての説明及び記録」とされています。

　具体的には、

㋐医療を提供する前に医療従事者等が患者又はその家族に対して<u>当該死亡等が予期されることを説明していた場合</u>（1号）

　手術、処置、投薬、検査、輸血等の前に、医師から患者もしくは家族に対して、「あなたの（患者の）臨床経過を踏まえると、この医療行為の後に死亡することもあり得ます」と説明した場合です。説明したことを明確にするため、カルテ等に記載しておきましょう。

　手術などの同意文書にも、単に感染、出血、血栓症が起こることがありますというだけでなく、「……によって生命に危険が及ぶこともあり得ます。」といった記載があった方が、この規定に当てはまりやすいかと思われます。

㋑医療を提供する前に医療従事者等が<u>当該死亡等が予期されることを患者のカルテ等に記録していた場合</u>（2号）

　手術、処置、投薬、検査、輸血等の前に、「患者の臨床経過を踏まえると、この医療行為の後に死亡することもあり得る」とカルテ等に記載した場合です。

㋒管理者が、医療従事者等からの事情の聴取、医療安全委員会からの意見の聴取を行った上で、医療を提供する前に<u>医療従事者等が当該死亡等を予期していたと認めた場合</u>（3号）です。

　㋒は、たとえば一人医師の無床診療所で医療安全管理委員会が存しない場合でも、適用され得ます。もちろん、医療安全管理委員会を設置した方が望ましいといえます。

　救急搬送されて、説明も、カルテ記載も行う暇もなく、緊急手術を行ったが、合併症で死亡したような場合が該当しますが、合併症で死亡した場合、特に説明もカルテ記載もしていない場合も、本号

に該当します。もちろん、当然説明しておくべき合併症を説明していない場合は、説明義務違反として過失とされる場合がありますが、センター報告の要件とは別ですので、このような場合は3号に該当し、センター報告の必要はありません。

オ　具体例

　およそ患者が死亡するリスクがあるとは考えていなかったにもかかわらず、予想外に患者が死亡した場合がこれに当たります。

　極めて低リスクの手術・処置・投薬（上記のように患者が死亡するリスクがおよそないもの）の後に患者が急変して死亡した場合などが考えられます。

　ただし、この際には後述の「医療に起因する死亡」要件該当性があるかどうかは別途判断する必要がある点をよく注意してください。両要件を満たした場合に初めて報告対象となります。

２）「提供した医療に起因し、又は起因すると疑われるもの」とは

（「医療に起因する死亡」要件）

本通知

医療に起因し、又は起因すると疑われるもの

○「医療」に含まれるものは制度の対象であり、「医療」の範囲に含まれるものとして、手術、処置、投薬及びそれに準じる医療行為（検査、医療機器の使用、医療上の管理など）が考えられる。

○施設管理等の「医療」に含まれない単なる管理は制度の対象とならない。

○医療機関の管理者が判断するものであり、ガイドラインでは判断の支援のための考え方を示す。

※参照：「医療に起因する（疑いを含む）死亡又は死産」の考え方（表5−3）

本通知

「医療に起因する（疑いを含む）死亡又は死産」の考え方

※あくまで「参照」です

「当該病院等に勤務する医療従事者が提供した医療に起因し、又は起因すると疑われる死亡又は死産であって、当該管理者が当該死亡又は死産を予期しなかったもの」を、医療事故として管理者が報告する。

表 5 − 3 　「医療に起因する（疑いを含む）死亡又は死産」の考え方

「当該病院等に勤務する医療従事者が提供した医療に起因し、又は起因すると疑われる死亡又は死産であって、当該管理者が当該死亡又は死産を予期しなかったもの」を、医療事故として管理者が報告する。

医療（下記に示したもの）に起因し、又は起因すると疑われる死亡又は死産（①）	①に含まれない死亡又は死産（②）
○ 診察 　− 徴候、症状に関連するもの ○ 検査等（経過観察を含む） 　− 検体検査に関連するもの 　− 生体検査に関連するもの 　− 診断穿刺・検体採取に関連するもの 　− 画像検査に関連するもの ○ 治療（経過観察を含む） 　− 投薬・注射（輸血含む）に関連するもの 　− リハビリテーションに関連するもの 　− 処置に関連するもの 　− 手術（分娩含む）に関連するもの 　− 麻酔に関連するもの 　− 放射線治療に関連するもの 　− 医療機器の使用に関連するもの ○ その他 　以下のような事案については、管理者が医療に起因し、又は起因すると疑われるものと判断した場合 　− 療養に関連するもの 　− 転倒・転落に関連するもの 　− 誤嚥に関連するもの 　− 患者の隔離・身体的拘束／身体抑制に関連するもの	左記以外のもの 〈具体例〉 ○ 施設管理に関連するもの 　− 火災等に関連するもの 　− 地震や落雷等、天災によるもの 　− その他 ○ 併発症 　（提供した医療に関連のない、偶発的に生じた疾患） ○ 原病の進行 ○ 自殺（本人の意図によるもの） ○ その他 　− 院内で発生した殺人・傷害致死、等

※ 1 　医療の項目にはすべての医療従事者が提供する医療が含まれる。
※ 2 　①、②への該当性は、疾患や医療機関における医療提供体制の特性・専門性によって異なる。

厚生労働省医政局長通知（平成27年5月8日　医政発0508第1号）

ア　判断の主体

「医療に起因する死亡」要件の該当性判断をするのは、もっぱら管理者です。

イ　「提供した医療」とは

「提供した医療に起因する」とは、手術、処置、投薬、検査、輸血等の積極的医療行為を提供した場合を主に指します。

医療法施行規則第1条の10の2第1項各号（特に1号2号）は明らかに積極的医療行為を想定した条文であること、本通知において、「手術、処置、投薬及びそれに準じる医療行為」とされていること、本通知参照表でも、原病の進行は「医療に起因する死亡」要件に該当しないとされていることが理由です。

ウ　「医療に起因する死亡」要件に該当しない例

「提供した医療に起因する」に「該当しない」ものとしては以下のものがあります。医療起因性への該当の判断は、疾患の特性・専門性や、医療機関における医療提供体制の特性・専門性によって異

なります。

①管理（火災、地震や落雷等の天災等）（なお、医療上の管理は、積極的医療行為と一体となる管理が典型的です）

②医療以外の原因（原病の進行、別疾患の進行、自殺、患者自身の危険行動、犯罪行為等）

③妊婦健診で通院継続中の死産は、原則として「医療に起因する死亡」要件に該当しません。

④転倒・転落、誤嚥、隔離・身体拘束・身体抑制、褥瘡、食事・入浴サービスなどについては、<u>それ自体は「医療」に当たりません</u>ので、通常「医療に起因する死亡」要件に該当しません。自宅でも起こりうることは該当しないと言えます。しかし、投薬等、他の医療行為（特に積極的医療行為）が介在して死亡を起因したと管理者が判断した場合には「医療に起因する死亡」要件に該当します。

≪参考≫

医療事故調査制度の施行に係る検討会（検討会という）に提供した日本医療法人協会（案）

「医療起因性」の判断に際しては、検討会に提出した日本医療法人協会（案）がわかりやすいので、参考のために以下に掲載しておきます。

表5－4　「医療に起因する（疑いを含む）死亡又は死産」の考え方（医法協案）

医療とは、診察・検査・治療とされている。

通常、転倒・転落、誤嚥等は医療ではないので右欄に記載した。

医療に起因し、又は 起因すると疑われる死亡又は死産　（①）	①に含まれない死亡又は死産　（②）
○ 診察 　※管理者が医療に起因すると判断したもの ○ 検査等（経過観察を含む） 　－検体検査に関連するもの 　－生体検査に関連するもの 　－診断穿刺・検体採取に関連するもの 　－画像検査に関連するもの ○ 治療（経過観察を含む） 　－投薬・注射（輸血含む）に関連するもの 　－リハビリテーションに関連するもの 　－処置に関連するもの 　－手術（分娩含む）に関連するもの 　－麻酔に関連するもの 　－放射線治療に関連するもの	左記以外のもの 〈具体例〉 ○ 施設管理に関連するもの 　－火災等に関連するもの 　－地震や落雷等、天災によるもの 　－その他 ○ 併発症 　（提供した医療に関連のない、偶発的に生じた疾患） ○ 原病の進行 ○ 院内で発生した殺人・傷害致死、等 ○ その他 　－療養に関連するもの 　－院内感染の予防策に関連するもの 　－転倒・転落に関連するもの 　－誤嚥に関連するもの 　－患者の隔離・身体的拘束／身体抑制に関連するもの

※1　医療の項目には全ての医療従事者が提供する医療が含まれる。
※2　①、②への該当性は、疾患や医療機関における医療提供体制の特性・専門性によって異なる。
※3　管理者が医療に起因したと判断した場合は①とすることもあり得る。

日本医療法人協会案

エ　複数の原因が死亡に影響する場合の判断

複数の原因が死亡に影響（原因が競合）している場合には、複数の原因のうち、医療行為が死亡に与えた影響が50％を超えると考えられる場合に、「医療に起因する死亡」要件該当性が認められます。従って、「原因不明」は報告対象にはなりません。

裁判では、因果関係の証明は、検察官や原告側の立証責任がありますが、その程度は刑事裁判では、99％程度、民事裁判でも80％程度の心証とされています。本制度は「疑い」についても対象としていますので、少なくとも50％程度の心証が対象と考えるべきでしょう。

とりわけ医学的な分析では、死亡に影響した原因は同時に多数が存在することが当然ですが、これらの中に「医療行為」があれば常に「医療に起因する死亡」要件に該当することとなると、この要件はほぼ常に成立することとなり、無意味となります。このため、少なくとも、50％を超えて「医療行為」が死亡に影響を与えた場合に「医療に起因する死亡」要件を充足すると考えるべきです。

オ　死因の候補が複数ある場合

死亡の原因として複数の可能性・候補がある場合には、複数の可能性のうち、医療行為が死亡の原因である可能性が50％を超えると考えられる場合に「医療に起因する死亡」要件該当性が認められます。

時間的な指標は直接的な関係はありませんが、たとえば積極的な医療行為を行った直後の死亡であれば、積極的医療行為が原因である可能性を増す要素です。

医学的な分析では、死亡の原因を確定することは不可能で、多数の原因の可能性が常に存在します。これらの可能性・候補の中に「医療行為」があれば常に「医療に起因する死亡」要件に該当することとなると、この要件はほぼ常に成立することとなり、無意味となります。このため、少なくとも、「医療行為」が死亡の原因である可能性が50％を超える場合に「医療に起因する死亡」要件を充足すると考えるべきです。

カ　死因への医療行為の直接的・近接的・医学的関連性

また、本制度は学習を目的とした医療事故調査制度ですから、風が吹けば桶屋が儲かる式の条件関係や、死亡の時期が、医療事故と離れているような場合には、調査対象とするには無意味です。

従って、医療行為が間接的に死亡につながったような場合は対象外ですし、転倒後長期間を経て、その後褥瘡ができて何度か感染症を起こし、あるとき敗血症に進展して死亡したような場合は報告の対象にするべきではありません。

そして、因果関係については医学的検討によって判断するべきで、当該医療行為によって、結果発生についての寄与エビデンスが存在するものに限るべきです。すなわち、採血をしたら急に心停止が起こった場合、予期しない事故でしょうが、医学的に医療との因果関係はないと思われるので、時間的に医療行為に近接していますが、直接性も医学的関連性もないので報告対象にはなりません。本制度は、原因不明の死亡を調査する制度ではなく、医療に起因した死亡について医学的な検討を行う制度ですので、医師が集まって相談して、何か原因がわかるかどうかわからないような死亡は対象にはなりません。

キ　医療提供の主体

医療を提供する医療従事者は、全ての医療従事者が該当し得ます。どのような医療を提供したか、という点で「医療に起因する死亡」要件該当の有無を判断してください。

ク　具体例

- 手術直後の死亡で、手術自体が原因である可能性が50％以上（原疾患、年齢等が競合する中）
- 内視鏡処置後の死亡で、切除部位からの出血など、処置が原因である可能性が50％以上
- 輸血直後の死亡で、輸血の不適合によるなど、輸血が原因である可能性が50％以上

- 造影検査で造影剤によるアナフィラキシーショックで死亡
- 人工呼吸器使用中に、人工呼吸器が停止したことによる死亡

など

　ただし、この際には前述の「予期しなかった死亡」要件該当性があるかどうかは別途判断する必要がある点をよく注意してください。両要件を満たした場合に初めて報告対象となります。

ケ　巻頭フローチャート「医療に起因する死亡」要件の解説

（１）提供した医療に起因する死亡・死産又は起因すると疑われる死亡・死産と管理者が判断した場合には（２）の検討を行います。

（２）医療起因性が疑われる場合には、次の①②③を確認します。

①医療行為（主に手術・処置・投薬・検査・輸血等の積極的医療行為）を実施していること。

　かつ

②当該医療行為が何らかの死因に当たる可能性が50％を超えると考えられること。

＊例えば、Ｆ１（医療行為１）、Ｆ２（医療行為２）、Ｆ３（疾患１）、Ｆ４（疾患２）、Ｆ５（疾患３）……があったとして、

　心証、50％以上死因に当たる可能性のあるものを抽出し、Ｆ１、Ｆ２、Ｆ３、Ｆ４が50％以上の可能性があるとする。この場合、Ｆ１、Ｆ２、Ｆ３、Ｆ４が「医療起因性」要件に該当する可能性がある。

　かつ

③当該医療行為単独で死亡に与えた影響が50％を超えると考えられること。

＊例えば、上記50％以上の可能性のあるF1,F2,F3,F４を比べて、これらの中でF１（医療行為１）が50％を超える心証で死因と考えられる場合。F１（医療行為１）が「医療起因性」要件に該当すると考えられる。

　①②③が全部揃った場合に「提供した医療に起因する死亡等」と判断することができます。

　①②③のすべてが揃わない場合は、「提供した医療に起因する死亡等以外」と判断することになり、センターに報告は不要です。

３）法律文言の推移（「過誤」類型・「管理」類型は削除されたこと）

ア　「過誤」類型は削除されたこと（表５−５）

　改正医療法の旧案である「大綱案」の条文では、報告の類型として、①「誤った医療行為による死亡」と、②「予期しなかった死亡」の２つを挙げていました。

　しかし、「過誤」を報告の要件とすることは法曹界・医療界からの批判が根強く、医療安全の確保を目的とする改正医療法では、①の類型の文言は明確に削除され、②の類型である「予期しなかった死亡」類型のみになりました。改正医療法の文言では、「過誤」「過失」に触れた文言は全くありません。

　つまり、①の類型は本制度の対象から除かれ、②類型のみが本制度の対象となったことが法律文言の推移から明らかです。

表5－5

大綱案				改正医療法		
	予期した	予期しなかった			予期した	予期しなかった
過誤あり				過誤あり	×	
過誤なし	×			過誤なし	×	

イ　単なる「管理」類型は削除されたこと（表5－6）

　当初、社会保障審議会資料に記載されているように、②類型につき、「医療行為」に起因するもののほかに、「管理」に起因するものも対象とされていましたが、最終的に成立した法律では、「管理」に起因するとの文言は除かれています[10]。また、医療法施行規則第9条の20の2第14号イ及びロでは「行った医療又は管理に起因し」た死亡との文言で規定されていることと対比すると、明白に異なります。本通知においても、「『医療』に含まれない単なる管理は制度の対象とならない」とされています。

　このように、法律文言の推移と他の法文との対比から、単なる「管理」に起因する死亡は本制度の対象から除かれ、「医療行為」に起因する死亡のみが本制度の対象となったことが明らかです。

表5－6

社保審資料				改正医療法		
	予期した	予期しなかった			予期した	予期しなかった
管理	×			管理	×	×
医療行為	×			医療行為	×	

4）「過誤」「過失」は報告要件ではない（巻頭資料⑤）
ア　条文上「予期しなかった死亡」「医療起因性」のみが要件

　前述したように、法律制定の経緯で、「過誤」類型は法律文言から削除され、「予期しなかった死亡」要件と、「医療に起因する死亡」要件の双方を満たすもののみが報告の対象となっています。改

10　第35回社会保障審議会資料、議事録参照　http://www.mhlw.go.jp/file/05-Shingikai-12601000-Seisakutoukatsukan-
　　Sanjikanshitsu_Shakaihoshoutantou/0000028974.pdf
　　http://www.mhlw.go.jp/stf/shingi/0000038800.html

正医療法の文言上、「過誤」「過失」に触れた部分はどこにもありません。

そこで、条文に忠実に、「予期しなかった死亡」「医療起因性」のみを検討すべきです。表5-1で示すと、2A〜Bが「予期しなかった死亡」要件を満たし、1A〜Bはいずれも「予期しなかった死亡」要件を満たさず、報告対象外です。

なお、「検討会とりまとめ」においても、「過誤の有無は問わない」ことが明記されています（「医療事故調査制度の施行に係る検討会とりまとめ」[11]2頁）。

イ 予期した「過誤・過失」とは

予期したかどうかと、過誤・過失は全く別で、過誤・過失がある事例でも立場により、状況により予期していたことは十分あります。

いかに医療安全のための対策をとっても、医療事故をゼロにできないことは医療安全の専門家の間で周知の事実です。ハインリッヒの法則からも、ヒヤリ・ハット事例を含めて、一定数の報告があれば、医療事故が起きることは予期されます。本制度で予期の主体は管理者ですが、特に組織としての医療機関を見る立場にある管理者は、一定の確率で起こる過誤、比較的頻回に報告されている過誤（ヒヤリ・ハットを含む）により医療事故が発生することは予期しています。

ウ 単純過誤事例は、本制度外で対応すべき

管理者の予期した過誤の典型例は、薬剤の取り違えなどの単純過誤事例です。これら単純過誤は、表5-1では1Bにあたり、法律の文言から、本制度での報告対象には当たりません。

実質的にもこれらの事例は、本制度の対象とするべきではなく、医療事故情報収集等事業のような既存の制度を活用し、医療機関自身が対応すべき問題です。

もちろん、これらの単純過誤事案も、起こらないようにするシステムを構築していくことは重要なことです。我々は、これらを放置しろと言っているのではありません。

これら単純過誤事例については、残念ながら昔から多くの医療機関で一定の頻度で発生しています。このため、ヒヤリ・ハット事例を含めて、既存の医療事故情報収集等事業において既に多数の情報収集がされていますが、十分に再発防止ができているとは言えません。

従って、類型的な単純過誤は、今回の調査制度で、個別の案件を詳細に検討するよりも、既存の収集事業の結果を分析して、医薬品や機材の表示などに早急に反映させる段階に来ていると思われます。特に、明白な過誤事件は、本調査制度に基づいてセンターに事故報告しても、刑事罰や民事の責任追及を抑止する手立てが全くとられていないことから、有益な事情聴取が行われがたいことも想定され、適切なケースとは言いがたいと思われます。

なお、過誤による死亡をセンターに報告しないのは隠蔽ではないかとの疑問もあると思いますが、当ガイドラインでは、原則①で述べたように、本制度外で遺族への説明をしっかり行うべきとしており、隠蔽ではありません。

5）死産について

> **本通知**
> ・死産については「医療に起因し、又は起因すると疑われる、妊娠中または分娩中の手術、処置、投薬及びそれに準じる医療行為により発生した死産であって、当該管理者が当該死産を予期しなかったもの」を管理者が判断する。
> ・人口動態統計の分類における「人工死産」は対象としない。

11　前述　http://www.mhlw.go.jp/stf/shingi2/0000078202.html

死産については、基本的に死亡の場合と同様です。上述の解説を参考にしてください。「妊娠中又は分娩中」の「医療行為」が対象となることに留意ください。

なお、前述のように、妊婦健診で通院継続中の死産は、原則として「医療に起因する死亡」要件に該当しないと考えます。

６）医療事故の判断プロセス

改正医療法

第 6 条の11

3　医療事故調査等支援団体は、前項の規定により支援を求められたときは、医療事故調査に必要な支援を行うものとする。

第 6 条の16

医療事故調査・支援センターは、次に掲げる業務を行うものとする。

五　医療事故調査の実施に関する相談に応じ、必要な情報の提供及び支援を行うこと。

本通知

- 管理者が判断するに当たっては、当該医療事故に関わった医療従事者等から十分事情を聴取した上で、組織として判断する。
- 管理者が判断する上での支援として、センター及び支援団体は医療機関からの相談に応じられる体制を設ける。
- 管理者から相談を受けたセンター又は支援団体は、記録を残す際等、秘匿性を担保すること。

ア　組織的判断の要請

「予期しなかった死亡」要件及び「医療に起因する死亡」要件の該当性判断については、管理者は現場医療従事者の考えを踏まえて判断することとされ（医療法施行規則第 1 条の10の 2 第 1 項各号）、本通知でも「当該医療事故に関わった医療従事者等から十分事情を聴取した上で、組織として判断する」ことが明示されました。

①管理者が判断権者であり、センターは管理者から相談を受けた際に支援するもので、かつ、②医療従事者も含め、組織として判断することとされています。

イ　「医療事故」の報告を行うのは管理者のみ

改正医療法では、「医療事故」に該当するかどうかの判断と報告（発生報告）は、医療機関の管理者のみが行うことと定められています。

遺族が「医療事故」としてセンターに報告する仕組みとはなっておらず、このことは厚労省のＱ＆Ａでも明示されています[12]。

７）報告対象についての提言

以下のように、報告対象を標準化することは困難で、かつ弊害もありますが、報告対象が不明瞭なため、過度に広範な報告となるおそれもあります。報告対象に該当するかどうかは、管理者が判断権者であることは改正医療法で明示され、特に「医療に起因する死亡」要件については疾患や医療機関における医療提供体制の特性・専門性によって異なることが既に本通知で明示されていますが、臨床

12　「医療事故調査制度に関するQ&A（Q 2 ）」
　　http://www.mhlw.go.jp/stf/seisakunitsuite/bunya/0000061214.html

5．報告対象について

現場の参考として、以下の提言を行います。

　まず、安易な標準化は困難で弊害もあることに注意が必要で、大原則は個々の医療現場に即して判断することが重要です。

　なぜなら個別患者の症状、医療従事者の知識・技術・経験、医療従事者と管理者の位置関係、病院の規模・経営主体・体制など状況が異なります。医療安全は、個々の現場の実情に応じて推進することが肝要で、標準化すると現場との間に齟齬が生じてしまいます。

　対象事案を決定する手続きについても、改正医療法及びこれを受けた本通知でも明らかなように、当該管理者や病院等の自律的な運営に任せるべきであり、センターは、事案決定プロセスに対しては不介入の立場をとるべきです。

　さらに、本制度の規定からはセンターへの報告対象にならないようなケースであっても、医療機関独自に医療事故調査委員会等を開いて、合議にて原因分析等を行うことを、本制度は一切否定していません。必要に応じて、センターに報告することなく、調査を行って、再発防止を試みたり、原因の究明を行うことは以前から各医療機関で行われてきたことですが、本制度が始まったからといって、今までの事故調査をやめる必要はないですし、院内の事故調査委員会を開くからといって、センターに報告する必要も一切ありません。

8）報告対象についての平成28年6月24日制度見直しについて

医療法施行規則（昭和23年厚生省令第50号）

第1条の10の2

4　病院等の管理者は、法第6条の10第1項の規定による報告を適切に行うため、当該病院等における死亡及び死産の確実な把握のための体制を確保するものとする。

平成28年6月24日医政総発0624第1号　厚労省医政局総務課長通知

第三　病院等の管理者について

1　改正省令による改正後の医療法施行規則第1条の10の2に規定する当該病院等における死亡及び死産の確実な把握のための体制とは、当該病院等における死亡及び死産事例が発生したことが病院等の管理者に遺漏なく速やかに報告される体制をいうこと。

2　病院等の管理者は、支援を求めるに当たり、地方協議会から支援団体の紹介を受けることができること。

3　遺族等から法第6条の10第1項に規定される医療事故が発生したのではないかという申し出があった場合であって、医療事故には該当しないと判断した場合には、遺族等に対してその理由をわかりやすく説明すること。

　平成28年6月24日制度見直しに伴って、医療法施行規則が改正され、第1条の10の2第4項が追加され、病院等の管理者は、医療事故のセンター報告を適切に行うために当該病院等における死亡及び死産の確実な把握のための体制を確保することが求められました。

　同日付けで出された厚労省医政局総務課長通知は、医療法施行規則にいう死亡及び死産の確実な把握のための体制とは、当該病院等における死亡及び死産事例が発生したことが病院等の管理者に遺漏なく速やかに報告される体制をいうと述べています。

　具体的には、本書112頁の図15－1に掲載する「医療事故調査制度対応　死亡（全例）チェックシート」を参考にしてください。併せて記載例も提示してあります。

　病院等の管理者は、支援を求めるに当たり、支援団体等連絡協議会地方協議会から支援団体の紹介を受けることができることとされました。

　一方、遺族等から医療事故が発生したのではないかという申し出があった場合で、医療事故調査制度の医療事故には該当しないと管理者が判断した場合には、遺族等に対して、報告対象に該当しないと判断した理由をわかりやすく説明することが求められました。

　これらのことを考えると、病院等の管理者は常々、医療事故調査制度にいう医療事故の定義を理解するとともに死亡事例の把握を行っておくことが重要と思われます。

5. 報告対象について

参照別紙 「医療に起因する死亡」要件該当性の判断

	事例	解釈
1	大腿骨頸部骨折術後でリハビリテーションのため入院中の患者。医療従事者が介助を行いながら、入浴をさせたところ、患者は足を滑らせて転倒し、浴槽の中で溺れ、死亡した。	本事例は転倒もしくは入浴サービスに関する死亡であり、管理に起因する可能性はあるが、提供した医療に起因する・もしくは起因すると疑われるものではなく、「医療に起因する死亡」要件に該当しない。
2	血液透析導入のため入院した患者。医師は入院中の食事として、水分制限・腎臓食の指示を出したが、給食室や病棟の医療従事者に伝わっておらず、普通食が出され、水分制限の指示も患者に伝わっていなかった。患者は水分を自由に摂取していた。週末をはさんだ透析前日に肺水腫を起こし、死亡した。	本事例は、食事サービスに関する死亡の可能性はあるので、管理に起因する可能性はある。しかし提供した医療に起因する・もしくは起因すると疑われるものではなく、「医療に起因する死亡」要件に該当しない。
3	低出生体重児。頭部 MRI 検査のため、保育器から MRI 台に移す際に、落下させてしまい頭部を強打した結果、頭蓋骨骨折、脳挫傷を起こし、死亡した。	本事例は転落に関連する死亡であり、管理に起因する可能性はあるが、提供した医療に起因する・もしくは起因すると疑われるものではなく、「医療に起因する死亡」要件に該当しない。
4	脳梗塞後でリハビリテーションのため入院中の患者。医療従事者が付き添って歩行訓練を行っていたところ、患者が転倒、頭部を強打した結果、脳挫傷を起こし、死亡した。	本事例は、リハビリ中の転倒による死亡であり、管理に起因する可能性はあるが、提供した医療に起因する・もしくは起因すると疑われるものではなく、「医療に起因する死亡」要件に該当しない。
5	脳梗塞後でリハビリテーションのため入院中の患者。患者は自立が困難であった。医療従事者が患者に腹部 X 線透視検査を施行した後、身体を固定せずに立位に戻したところ、床上に転落、頭部を強打した結果、脳挫傷を起こし、死亡した。	本事例は、転落による死亡であり、管理に起因する可能性はあるが、提供した医療に起因する・もしくは起因すると疑われるものではなく、「医療に起因する死亡」要件に該当しない。
6	嚥下障害の患者。嚥下食を指示したが、指示が給食室や病棟の医療従事者に伝わっておらず、普通食が提供された。患者を担当した医療従事者が食事介助を行ったところ、食物が詰まり、死亡した。	本事例は、食事サービスに関する死亡であり、管理に起因する可能性はあるが、提供した医療に起因する・もしくは起因すると疑われるものではなく、「医療に起因する死亡」要件に該当しない。
7	抜歯の際に、止血のため使用していた脱脂綿が口腔内へ落下し、のどに詰まり、死亡した。	本事例は、抜歯という積極的な医療行為の際に生じた死亡であり、提供した医療に起因すると疑われ、「医療に起因する死亡」要件に該当する。

8	不穏・興奮が著しく精神科閉鎖病棟に緊急入院した統合失調症の患者。一般病室では本人及び他患者の安全確保が困難なので隔離室を使用したが、隔離室の中でも自分の頭部を壁に打ち付けるなどの混乱した行動が続いた。精神保健指定医の診察で身体拘束が必要と判断され、体幹及び四肢拘束が行われた。身体拘束中に、医療従事者が付き添って、患者をトイレまで連れて行ったところ意識不明となった。緊急検査の結果、肺塞栓と診断され、加療を行ったが死亡した。	本事例は身体的拘束中に死亡した一例。管理に起因する可能性はあるが、提供した医療に起因する・もしくは起因すると疑われるものではなく、「医療に起因する死亡」要件に該当しない。
9	認知症、脱水症のため入院中の患者。患者は入院中に点滴のための留置針や尿道カテーテルの自己抜去を行ったため、家族の同意を得た上で、身体抑制（体幹抑制及び上肢体抑制）を行った。ベッドを座位にしていたところ、患者の体が足側にずれ落ちたため、体幹抑制帯に首がひっかかり、死亡した。	本事例は身体抑制中に死亡した一例。身体抑制もしくは転落による死亡であるとすれば管理に起因する可能性はあるが、医療に起因する・もしくは起因すると疑われるものではなく、「医療に起因する死亡」要件に該当しない。
10	患者が院内散歩中に階段で見舞客の児童と接触したため階下に転落し、頭部を強打した結果、脳挫傷を起こし、死亡した。	本事例は、入院中の患者が見舞客と接触し、転倒し死亡した一例。転倒による死亡であり、管理に起因する可能性はあるが、提供した医療に起因する・もしくは起因すると疑われるものではなく、「医療に起因する死亡」要件に該当しない。
11	前腕骨骨折に対して観血的整復術を施行された患児。術後経過は良好であった。家族の差し入れのゼリーを食べたところのどに詰まり、意識不明となった。救命処置を行ったが、死亡した。	本事例は、入院中の患児が誤嚥し死亡した一例。食事サービスによる死亡であれば、管理に起因する可能性はあるが、提供した医療に起因する・もしくは起因すると疑われるものではなく、「医療に起因する死亡」要件に該当しない。
12	病院が深夜に放火され、火災により入院患者が死亡。	本事例は火災による死亡の一例。管理に起因する可能性はあるが、提供した医療に起因する・もしくは起因すると疑われるものではなく、「医療に起因する死亡」要件に該当しない。
13	捻挫のため外来受診した患者。診察後に院内で突然意識不明となった。緊急頭部ＣＴを施行したところ広範な脳出血を認めた。脳出血に対して加療を行うも翌日死亡した。	本事例は、別疾患の進行による死亡であり、提供した医療に起因する・もしくは起因すると疑われるものではなく、「医療に起因する死亡」要件に該当しない。

5. 報告対象について

14	腰椎圧迫骨折のため入院した患者。保存的治療を行っていたところ突然、胸痛を訴え意識消失となった。心電図等から急性心筋梗塞を疑い、緊急カテーテル冠動脈治療の準備をしているところ、死亡した。	本事例は、別疾患の進行による死亡であり、提供した医療に起因する・もしくは起因すると疑われるものではなく、「医療に起因する死亡」要件に該当しない。
15	腹痛、呼吸困難、全身倦怠感を主訴に受診した患者。精査の結果、進行性胆嚢がん、肝転移、肺転移と診断された。入院加療を行ったが、肺転移による呼吸不全により死亡した。	本事例は胆嚢がんの進行により死亡した一例。原疾患の進行による死亡であり、提供した医療に起因する・もしくは起因すると疑われるものではなく、「医療に起因する死亡」要件に該当しない。
16	希死念慮が強く、自宅での自殺企図があったため入院となったうつ病の患者。薬物療法を行っていたが、入院中に自室のベッド柵に自分の下着をかけて縊死した。	本事例は、自殺による死亡であり、提供した医療に起因する・もしくは起因すると疑われるものではなく、「医療に起因する死亡」要件に該当しない。
17	末期がんで入院中の患者。患者は自らの予後が思わしくないことを悲観し、希死念慮を抱くようになり、自殺した。	本事例は、自殺による死亡であり、提供した医療に起因する・もしくは起因すると疑われるものではなく、「医療に起因する死亡」要件に該当しない。
18	医療従事者が殺意を持って入院患者に大量のインスリンを投与し、患者を殺害した。	本事例は、故意の犯罪行為による死亡であり、提供した医療に起因する・もしくは起因すると疑われるものではなく、「医療に起因する死亡」要件に該当しない。

6. 患者死亡時の初期対応—医療事故の判断に当たっての支援体制—

1）死亡直後に必要な判断

　死亡直後の混乱しがちな状況で以下の判断を行うことが必要です。それぞれの判断項目には関連性もありますが、冷静に慎重かつ迅速に判断してください。

①死因は何か

　死亡診断書・死体検案書に記載する必要があるので、診断時点の判断として比較的早期に決定する必要があります。また、医療事故調査制度の報告対象に当たるかどうかの判断のうち、「医療に起因する死亡」要件の判断において重要です。

②医師法第21条の異状死体か（外表異状の有無）

　外表に異状を認めた場合、異状死体として24時間以内に所轄警察署に届け出る必要があります。非常に厳しい時間制限があり、届け出なかった場合には刑罰による罰則がありますので、外表異状の有無は死亡確認ないし検案時に直ちに確認するようにしてください。

　とはいえ、救急外来に搬送される患者では外表異状があり得ますが、入院中の患者が死亡したようなケースでは、外表異状を認めるケースはまれだといえます。

③解剖の要否

　解剖は、遺体の状態、遺族の気持ちなどもあるので、実施するのであれば早期に実施することが望ましいでしょう。

　死因の判明している程度により解剖の要否の判断が左右され、また、医療事故調査制度の報告対象にあたると判断しているかどうかで本制度上の解剖か従来の病理解剖かに分かれます。通常は病理解剖を行います。

④医療事故調査制度の報告対象にあたるか

　①「予期しなかった死亡」要件にあたるか、②「医療に起因する死亡」要件にあたるか、順に判断する必要があります。報告対象にあたるか否かの判断は概ね1か月の余裕がありますので、適切な支援団体等の支援を受けながら判断するのが良いでしょう。詳細は40頁を参照ください。

　報告対象は②「医療に起因する死亡」かつ①「予期しなかった死亡」の順に記載されていますが、実務上は、①「予期しなかった死亡」要件を先に検討し、「予期しなかった死亡」要件に該当したものについて、②「医療に起因する死亡」の検討を行うことをお勧めします。

6. 患者死亡時の初期対応―医療事故の判断に当たっての支援体制―

医療事故に係る調査の流れ

患者死亡時の初期対応

報告対象か否かの判断に際し、管理者は適切な支援団体の支援（＊１）を受けながら判断。

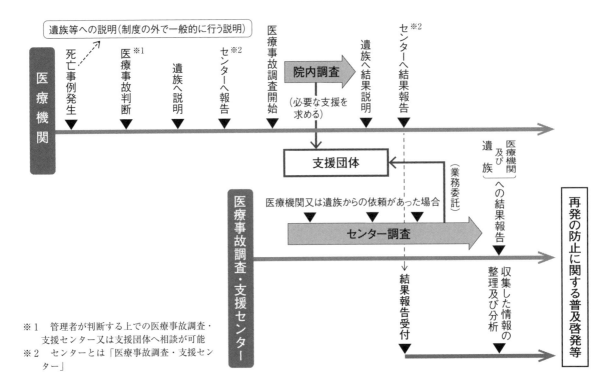

※１　管理者が判断する上での医療事故調査・
　　　支援センター又は支援団体へ相談が可能
※２　センターとは「医療事故調査・支援セン
　　　ター」

２）主治医、執刀医、看護師らが行うべきこと

（１）判断の流れ

　①〜④の判断の流れに従い、前項の４つの判断を並行して行いましょう。

①死亡確認・外表異状がないことを確認する

　可能なら死因を診断する。解剖の要否を検討する。

②遺族・管理者へ連絡する

　遺族と管理者（もしくは院内の判断システムにおいて連絡先となる職員）に連絡します。外表異状や死因、解剖の要否について迷った場合は、複数のスタッフで判断します。

③主治医が死亡を予期していたかどうかを確認する

　自分が主治医であれば、医療行為の前に死亡を予期していたか改めて考えます。死亡を予期していたことのカルテ記載、又は死亡を予期していたことの説明が患者・家族になされているかを確認します。

④「医療に起因する死亡」要件を満たすか検討する

　③で主治医にとっても予期しなかった死亡だと判断された場合に、「医療に起因する死亡」要件を満たすか検討します。死亡診断書・死体検案書の直接死因を中心に、「死亡の原因Ⅰ欄」に医療行為が含まれるか確認し、死亡の原因Ⅰ欄に医療行為があれば「医療に起因する死亡」要件を満たす可能性が高まります。

　なお、「医療に起因する死亡」要件は、その医療機関の医療従事者が提供した医療の問題であるため、救急搬送のように、到着時にほぼ死亡しているケースでは、「医療に起因する死亡」要件に全くあてはまりません。

（２）客観的証拠の保管

　手術や処置に関してはビデオを撮影している場合、上書きされないようにコピーしておきましょう。また、急変等が問題になった事例では、モニター記録などが消去される前に出力などをしておきましょう。

　薬剤投与による問題が生じたり、医療機器によるトラブルが生じた場合には、投与中（点滴中など）の薬剤、医療機器などは保管しておきましょう。

（３）臨床経過の確認

　夜間に急変したケースなどでは、救命のための医療・看護が最優先されるので、急変時の記録が十分できていないことも、ままあります。

　そのような場合には、記憶の新しい死亡直後に臨床経過、治療の経過等を確認し、カルテ記載に正しい臨床経過を反映するように追記・修正することを検討しましょう。

３）管理者がすべきこと

　管理者は、医療事故調査制度の報告対象に当たるかどうかを独断で判断してはいけません。死亡が生じたら、医療従事者、医療安全委員会などと連携し、組織的に判断しましょう。

（１）院内判断システムの活用

　管理者は、まず報告対象にあたるかどうかの判断システムを事前に構築しておくことが重要です。院内で死亡が生じたら、このシステムに従って連絡が伝わり、組織的な判断ができるようにしましょう。

　通知でも、「組織的な判断」をすること、主治医をはじめとする医療従事者からヒアリングをすることが強調されており、管理者の独断で判断しないよう、特に注意しなければなりません。

（２）死亡症例発生時の対応

　夜間の死亡等の場合に、管理者自身が連絡を受けて判断する方法もありますが、交代で担当のスタッフを決めておく方法もあります。最終的な判断は管理者が行います。

　「予期しなかった死亡」要件の判断の際、死亡を予期したことのカルテ記載や死亡を予期したことの説明がない場合は、医療安全委員会の意見を求めることも必要になります。

４）医療安全管理者がすべきこと

　医療事故調査制度では、医療安全管理者の独自の業務は、医療安全委員会としての意見を述べる他にありませんが、各医療機関内のシステムでの位置づけに応じて管理者等をサポートするとよいでしょう。

　具体的には、主治医・執刀医・看護師らの作業をサポートする役割と、管理者と医療従事者の間の仲介を行うのが現実的です。院内の組織的な判断システムの中で重要な役割を与えることも考えられます。

　院内のアクシデント等の報告対象や、医療事故情報収集等事業の報告対象など、他の制度での報告対象や検討対象にならないかを確認することも重要です。

５）解剖の対応について

　解剖については、複数の仕組みがあります。

　①死亡が医療事故調査制度上の報告対象と判断し、かつ解剖の必要性があると考えた場合には本制度上の解剖、②本制度上の報告対象ではない、もしくは報告対象とは言えない場合で解剖の必要性を認めた場合には従来通りの病理解剖を行います。報告対象か否か判断できない状態での解剖は病理解

剖を行うべきでしょう。③捜査機関が捜査のために必要と認め、かつ裁判所の令状を得た場合には司法解剖を行うことになります。

（1）本制度における解剖

　本制度の報告対象にあたると判断した上で、解剖の必要性があると判断した場合、遺族に提案して承諾を得た上で、本制度上のものとして医療機関自身、もしくは支援団体に依頼して解剖を行います。

（2）病理解剖（従来通り）

　予期された死亡であるなど、本制度の報告対象に当たらない場合で、死因を明らかにしたり、今後の医療の発展のためにより詳細な情報を得たりすることが望ましく、それが遺族の負担を上回ると考えられる場合、遺族に提案して承諾を得た上で病理解剖を行うことができます。これは従来通りの病理解剖です。

　また、「医療に起因する死亡」要件に該当するとは言えない場合で、死因をより正確に判断するために病理解剖を提案することもあります。この場合、解剖の結果を踏まえて初めて本制度上の報告対象にあたると判断するケースもあります（「予期しなかった死亡」要件を満たし、死因が不明であったが、解剖により医療に起因する死亡の可能性が高いと判断できた場合など）。

（3）司法解剖（従来通り）

　捜査機関（検察・警察）が犯罪捜査のために解剖の必要があると判断し、裁判所の審査を経て令状を得た場合には、司法解剖を行います。この点も従来通りです。

6）警察への届け出・報告はどうするか

（1）異状死体の届け出

　警察への届出義務があるのは、医師法第21条の異状死体等にあたる場合、すなわち死体の外表に異状がある場合に限ります。それ以外の場合は警察への届け出・報告義務はありません。ただし、院内規定で警察への報告を定めたものがないか注意しましょう。

　外表に異状があって異状死体にあたる場合は、異状を認めてから24時間以内に警察に届け出る必要があり、かつ届け出なかった場合に罰則があるので注意してください。

　異状死体にあたるケースは、死体に包丁が刺さっている、刺創・銃創がある、殴打の痕跡があるなどの非常に特殊なケースです。

（2）異状死体以外

　警察に対する届け出・報告の義務は特になく、不要です。院内規定で警察への届け出を定めている医療機関は、この機会に規定を見直しておきましょう。

7）死亡直後の遺族への報告はどうするか

（1）遺族への連絡

　患者が死亡した場合の遺族への連絡と説明は、これまで通り、医療の一環として行います。説明内容は関係する医療従事者らに事実関係を確認して正確に行いましょう。この段階で本制度上の報告対象にあたるかどうか、また解剖やAiの必要があるかどうかの判断ができていないケースも多いかと思います。

　連絡を行う遺族は、前もって患者本人や家族らから指定があればその人に行い、そうでなければいわゆるキーパーソンに連絡するのがよいでしょう。

　本制度上の説明を行う場合も、遺族の代表を遺族側に決定してもらい、その代表に対して説明を行えばよいと定められています。医療機関からキーパーソンに対する連絡と説明が行われてきた従来の

方法を踏襲したものです。

（2）説明内容

①本制度上の説明

　本制度上の報告対象にあたると判断した時点で、本制度上の説明（医療法第 6 条の10第 2 項）を行う必要があります。逆に本制度上の報告対象にあたらないと判断した場合、遺族の質問に応じるなどして、報告対象にあたらない旨、適宜説明するとよいでしょう。

　平成28年 6 月24日の制度見直しにおいて、本制度の「医療事故」に該当しないと判断した場合には、遺族等に対して、その理由をわかりやすく説明することが管理者に求められることとなりました。

②解剖・Aiについての説明

　前述のように、医療機関から遺族に解剖・Aiを提案するのは、本制度上の解剖と病理解剖の 2 通りがあります。

　いずれかの解剖を提案するか否か判断し、提案する場合は遺族に対してそれぞれ説明を行います。

③従来通りの説明

　本制度上の報告対象ではないと判断した場合、もしくは本制度の報告対象とは判断できない場合は、死亡を連絡して来院した遺族に対して従来通りの対応を行います。

　患者の臨床経過と死因等について、わかる範囲で説明しましょう。その際、不正確な説明をすると逆に不信感を招きます。事実関係や医学的な分析についても、確実にわかっている内容を、関係する医療従事者に事実確認をした上で説明しましょう。

8）支援体制

　医療事故調査等支援団体は次のような支援を行うこととされています。

○医療事故の判断に関する相談

○調査手法に関する相談・助言

○報告書作成に関する相談・助言（医療事故に関する情報の収集・整理、報告書の記載方法など）

○院内事故調査委員会の設置・運営に関する支援

○解剖、死亡時画像診断に関する支援（施設・設備などの提供も含む）

○院内医療事故調査に必要な専門家の派遣など

　初期対応に際し、必要とされる支援は、「医療事故の判断に関する相談」です。本制度の対象となる医療事故の発生報告は、その後の流れに大きな影響を与えます。58頁の図の＊ 1 に記載されているように、医療事故の判断の時点で、適切な支援団体に相談することが重要と考えられます。センター報告へは約 1 か月の時間がありますので、適切な支援団体に相談しながら、報告対象か否かを慎重に判断してください。

6. 患者死亡時の初期対応―医療事故の判断に当たっての支援体制―

医療事故に係る調査の流れ（フローチャート）

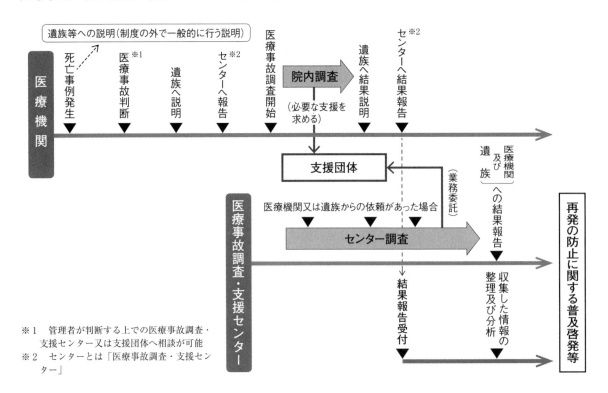

※1　管理者が判断する上での医療事故調査・
　　支援センター又は支援団体へ相談が可能
※2　センターとは「医療事故調査・支援セン
　　ター」

7. 医療機関から遺族への発生報告時の説明

1）遺族の範囲

医療法施行規則

第 1 条の10の 3

1　法第 6 条の10第 2 項に規定する厚生労働省令で定める者は、当該医療事故に係る死産した胎児の祖父母とする。

本通知

○「遺族」の範囲について

　同様に遺族の範囲を法令で定めないこととしている他法令（死体解剖保存法など）の例にならうこととする。

○「死産した胎児」の遺族については、当該医療事故により死産した胎児の父母、祖父母とする。

○遺族側で遺族の代表者を定めてもらい、遺族への説明等の手続きはその代表者に対して行う。

　重要なポイントは、本通知において、<u>遺族の代表者を定めることとなり、遺族への説明等の手続きは代表者に対して行えばよいとなったこと</u>です。窓口を定めるよう遺族に要請し、遺族が決めた、窓口となる代表者（通常はいわゆるキーパーソンでしょうか）に対して説明等を行いましょう。

　死産についての遺族の範囲は、胎児の父母及び祖父母となっています。

　死亡についての遺族の範囲については、明示はされませんでしたが、基本的に、死産の場合と同様に、死産以外の死亡についても、遺族とは法定相続人（配偶者と子のケースが多く、親、兄弟姉妹の場合もあります）に限定されるべきでしょう。事故調査の結果、患者自身が告知していなくても、調査の結果、亡くなった患者の生前のプライバシーなどが文書化されることもあり、範囲は限定的に考えるべきです。それ以外の方が、報告を受けることを期待するような事情がある場合は法定相続人から情報を入手しうることが容易でしょうし、万一そうでないなら、遺族とそのような方との間の紛争に医療機関が巻き込まれることになりかねません。

2) 遺族への説明事項

医療法施行規則

第1条の10の3

2 法第6条の10第2項に規定する厚生労働省令で定める事項は、次のとおりとする。

一 医療事故が発生した日時、場所及びその状況

二 医療事故調査の実施計画の概要

三 医療事故調査に関する制度の概要

四 医療事故調査の実施に当たり解剖又は死亡時画像診断（磁気共鳴画像診断装置その他の画像による診断を行うための装置を用いて、死体の内部を撮影して死亡の原因を診断することをいう。次条第五号において同じ。）を行う必要がある場合には、その同意の取得に関する事項

本通知

遺族への説明事項について

○遺族へは、「センターへの報告事項」の内容を遺族にわかりやすく説明する。

○遺族へは、以下の事項を説明する。

- 医療事故の日時、場所、状況
- 日時／場所／診療科
- 医療事故の状況
- 疾患名／臨床経過等
- 報告時点で把握している範囲
- 調査により変わることがあることが前提であり、その時点で不明な事項については不明と説明する。
- 制度の概要
- 院内事故調査の実施計画
- 解剖又は死亡時画像診断（Ai）が必要な場合の解剖又は死亡時画像診断（Ai）の具体的実施内容などの同意取得のための事項
- 血液等の検体保存が必要な場合の説明

ア 遺族への事前説明

　事前説明の内容は、センターへの報告事項を説明しますが、特に発生報告の時点では事実関係も不明もしくは不確実な部分が多いことから、不明もしくは不詳の部分についてはそのように説明するべきです。

　解剖の承諾については、当該管理者が解剖を必要と判断したときは、病理解剖の担当機関、場所、遺族が負担すべき費用の額を示して、遺族の承諾を得るよう努めます。ただし、遺族の一部が異議を述べたときは、病理解剖を実施してはなりません。

イ 説明項目

　以下の4項目が説明項目です。

　①死亡等の日時、場所及びその状況

　②院内調査の実施計画の概要

　③医療事故調査に関する制度の概要

④院内調査に当たり解剖・Aiの同意に関する説明

ウ　匿名化・非識別化

　院内調査のセンター及び遺族への報告の際に匿名化のみならず非識別化が求められていること（医療法施行規則第 1 条の10の 4 第 2 項柱書、第 3 項）から、事前説明においても、当然匿名化・非識別化が必要です。

　管理者は、現場医療者など関係者について「匿名化」しなければなりません。ここでいう「匿名化」とは、非特定化だけでは足りず、非識別化したもの（「他の情報」との照合によっても医療従事者が識別できないようにする必要があります）でなければなりません。

　例えば、遺族が医療従事者と直接接触しており、報告書から容易に誰のことかが判るような場合は、省令に記載した非識別化ができていないことになります。

8．医療機関からセンターへの医療事故発生報告

1）医療機関からセンターへの報告方法

医療法施行規則

第1条の10の2

2　法第6条の10第1項の規定による医療事故調査・支援センターへの報告は次のいずれかの方法により行うものとする。

一　書面を提出する方法

二　医療事故調査・支援センターの使用に係る電子計算機と報告をする者の使用に係る電子計算機とを電気通信回線で接続した電子情報処理組織を使用する方法

本通知

○以下のうち、適切な方法を選択して報告する。

• 書面

• Web上のシステム

　本制度で、医療機関からセンターへの最初の事故報告は重要な意味を持っています。センターへの報告によって、医療機関は院内調査義務（改正医療法第6条の11第1項）や、センターへの調査報告書提出義務（改正医療法第6条の11第4項、医療法施行規則第1条の10の4第2項柱書）、センターの遺族の要請に基づく再調査（改正医療法第6条の17第1項）などの各法的効果が生じます。このような重要な効果が生ずることを念頭に置いて、最初の事故報告を行うべきかは慎重に判断するべきですし、一旦報告しても、実際は医療事故の定義に入らないと管理者が考え直した場合や、報告を行うことが適切ではないと管理者が考えた場合には、事故報告を取り消すことができると考えるべきです。

　本制度の最初の事故報告の要件は、あくまで、管理者が医療事故と判断した場合ですから、少なくとも事後的に医療事故ではないと判断した場合は、センターの負担を軽減するためにも報告の取消しを行うべきです。

2）医療機関からセンターへの報告事項

法律で定められた事項
- 日時／場所
- 医療事故の状況

医療法施行規則

第1条の10の2

3　法第6条の10第1項に規定する厚生労働省令で定める事項は、次のとおりとする。

一　病院等の名称、所在地、管理者の氏名及び連絡先

二　医療事故（法第6条の10第1項に規定する医療事故をいう。以下同じ。）に係る医療の提供を受けた者に関する性別、年齢その他の情報

三　医療事故調査（法第6条の11第1項に規定する医療事故調査をいう。以下同じ。）の実施計画の概要

四　前各号に掲げるもののほか、当該医療事故に関し管理者が必要と認めた情報

本通知

センターへの報告事項について

○以下の事項を報告する
- 日時／場所／診療科
- 医療事故の状況
- 疾患名／臨床経過等
- 報告時点で把握している範囲
- 調査により変わることがあることが前提であり、その時点で不明な事項については不明と記載する。
- 連絡先
- 医療機関名／所在地／管理者の氏名
- 患者情報（性別／年齢等）
- 調査計画と今後の予定
- その他管理者が必要と認めた情報

　発生報告の際には、調査開始前であることから、事実関係についても不明確な事情が多いのが通常で、のちの調査によって異なった事実であったと判明することも少なくありません。

　また、「遅滞なく」報告をすべきことからも、発生報告の時点での報告事項の記載については、最小限のもので足ります。確実に確認できている事実をごく簡単に記載するようにしましょう。

3）医療機関からセンターへの報告期限

本通知

○個別の事案や事情等により、医療事故の判断に要する時間が異なることから具体的な期限は設けず、「遅滞なく」報告とする。

※なお、「遅滞なく」とは、正当な理由無く漫然と遅延することは認められないという趣旨であり、当該事例ごとにできる限りすみやかに報告することが求められるもの。

　患者が死亡した場合に報告対象であるかどうかを判断するには、「予期しなかった死亡」要件、「医療に起因する死亡」要件の双方に該当するかどうかの調査と判断が必要です。

　そして、医療機関の性質によっても、判断に要する期間は異なってきます。このため、改正医療法、医療法施行規則、本通知のいずれでも報告期限は特に設けられませんでした。

　改正医療法第6条の10第1項において「遅滞なく」とされていることから、1か月以内を目安に判断してください。なお、調査・判断により、報告対象に当たると判断がついた場合には、判断がついた時点でセンターに発生報告を行ってください。

9. 院内事故調査の支援体制について（支援団体と支援内容）

改正医療法

第 6 条の11

2　病院等の管理者は、医学医術に関する学術団体その他の厚生労働大臣が定める団体（法人でない団体にあっては、代表者又は管理人の定めのあるものに限る。次項及び第 6 条の22において「医療事故調査等支援団体」という。）に対し、医療事故調査を行うために必要な支援を求めるものとする。

3　医療事故調査等支援団体は、前項の規定により支援を求められたときは、医療事故調査に必要な支援を行うものとする。

第 6 条の16

医療事故調査・支援センターは、次に掲げる業務を行うものとする。

五　医療事故調査の実施に関する相談に応じ、必要な情報の提供及び支援を行うこと。

告示

支援団体について

○支援団体は別途告示※で定める。

本通知

支援団体について

○医療機関の判断により、必要な支援を支援団体に求めるものとする。

○支援団体となる団体の事務所等の既存の枠組みを活用した上で団体間で連携して、支援窓口や担当者を一元化することを目指す。

○その際、ある程度広域でも連携がとれるような体制構築を目指す。

○解剖・死亡時画像診断については専用の施設・医師の確保が必要であり、サポートが必要である。

※平成27年 8 月 6 日付け厚生労働大臣告示（第343号）

9. 院内事故調査の支援体制について（支援団体と支援内容）

図9－1　支援団体と役割

支援団体（案）

※　その他、申し出に応じて順次追加する。

職能団体
日本医師会
都道府県医師会
日本歯科医師会
都道府県歯科医師会
日本看護協会
日本助産師協会
日本病院薬剤師会

病院団体
日本病院会
日本医療法人協会
全日本病院協会
日本精神科病院協会
‥‥‥‥‥

大学病院
日本私立医科大学協会
国立大学附属病院長会議
全国医学部長病院長会議

その他医療関係団体
‥‥‥‥‥

医学に関する学会	
日本内科学会	日本肝臓学会
日本外科学会	日本循環器学会
日本病理学会	日本内分泌学会
日本法医学会	日本糖尿病学会
日本医学放射線学会	日本腎臓学会
日本眼科学会	日本呼吸器学会
日本救急医学会	日本血液学会
日本形成外科学会	日本神経学会
日本産科婦人科学会	日本感染症学会
日本耳鼻咽喉科学会	日本老年医学会
日本小児科学会	日本アレルギー学会
日本整形外科学会	日本リウマチ学会
日本精神神経学会	日本胸部外科学会
日本脳神経外科学会	日本呼吸器外科学会
日本泌尿器科学会	日本消化器外科学会
日本皮膚科学会	日本小児外科学会
日本麻酔科学会	日本心臓血管外科学会
日本リハビリテーション医学会	日本医療薬学会
日本臨床検査医学会	日本看護系学会協議会
日本歯科医学会	日本消化器内視鏡学会
日本消化器病学会	日本婦人科腫瘍学会
‥‥‥‥‥	‥‥‥‥‥

＜支援団体とセンターの役割分担（案）＞

支援の類型		センター	職能団体病院団体	大学病院等	関係学会
医療事故の判断など制度全般に関する相談		○	○	○	○
調査に関する具体的支援					
調査等に関する助言		○	○	○	○
技術的支援	解剖に関する支援		○	○	○
	死亡時画像診断に関する支援		○	○	○

　改正医療法第6条の11第2項は、『病院等の管理者は、医学医術に関する学術団体その他の厚生労働大臣が定める団体（法人でない団体にあっては、代表者又は管理人の定めのあるものに限る。次項及び第6条の22において「医療事故調査等支援団体」という。）に対し、医療事故調査を行うために必要な支援を求めるものとする。』と定めていますが、どのような場合にどのような支援を求めることができるのでしょうか。

　本制度は医療安全の確保が目的で、医療機関ごとの性格に合わせ自律的な調査を行うべきで、調査内容も各医療機関に委ねられますが、解剖やAiの実施、安全学の専門家など、各医療機関独自には確保が困難な場合がありますので、医療安全目的での調査に必要な専門家のサポート体制の確保を費用面も含めて行うことが必要です。

　院内調査の支援についてのポイントは、①原則として医療事故の生じた医療機関で調査を完結できるよう努力をし、安易に外部の専門家に丸ごと依頼しないこと、②医療安全目的での調査のうち、各医療機関で確保が困難なもの（解剖及びAiの実施、安全学の専門家など）については各医療機関からの要請に応じてサポートできる体制を確保する必要があることです。

　当ガイドラインでは、以下のように提言します。

1）院内での調査完結を原則とすべきこと

　原則⑤より、医療安全目的での調査は、院内調査が中心で、医療現場に密着し、医療機関ごとの特性に合わせて行うべきです。また、原則⑥より、調査が医療現場に過剰な負担をかけないよう配慮しながら、事案に応じた調査をすることも必要です。このため、どのような調査が必要かの判断は各医療機関で行うべきです。

　また、調査の実施についても、できる限り当該病院等のスタッフで調査を完結できるよう努めま

す。自立性と自律性の原則に鑑み、安易に、第三者の専門家に丸ごと依頼するようなことは避けなければなりません。

２）多様なサポート体制確保の必要があること

ア　解剖・Ai

前記のように院内での調査完結が原則ですが、医療機関の規模もさまざまなものがあり、特に中小規模の医療機関においては、必要と判断した調査が独自には実施できないこともあり得ますので、このサポート体制の確保が必要です。特に解剖の実施については専用の施設と専門の医師の確保が必要ですので、大規模病院を中心に地域ごとにサポート体制を確保する必要があります。

Aiについても、同様のサポート体制が必要です。

解剖の実施は事案によっては調査の上で非常に重要な役割を果たしますが、解剖の実施施設と専門の医師は限られていますし、解剖の実施には少なくない費用が発生します。必要な場合に必要な調査を行うためにも、制度として解剖実施施設の確保に努め、解剖等の費用を負担すべきです。本来は各医療機関や、解剖実施施設が負担すべきものではありません。

イ　ニーズに応じた多様な支援団体

専門家の支援を求める場合、管理者は、自らの医療機関の性質に応じ、かつ当該事案に適した専門家を求めるよう努めなければなりません。

そして、あくまで本制度は学習のための制度ですので、法の趣旨からして、第三者は医療機関と無関係な者である必要性は一切ありません。

もし、外部委員を入れる場合も、地域性、専門性、規模など医療機関ごとの性質の多様性を考慮し、医療機関の自主性を尊重すべきですから、医療機関が、多様な支援団体から選択できるようにする必要があります。

なお、本制度は責任追及のためのものではなく、過誤や過失についての判断は必要ないばかりか、紛争解決・責任追及を招き有害ですので、法律家の参加は必要ありません。

３）支援団体に関する平成28年６月24日制度見直しについて

医療法施行規則（昭和23年厚生省令第50号）

（医療事故調査等支援団体による協議会の組織）

第１条の10の５

法第６条の11第２項に規定する医療事故調査等支援団体（以下この条において「支援団体」という。）は、法第６条の11第３項の規定による支援（以下この条において単に「支援」という。）を行うに当たり必要な対策を推進するため、共同で協議会（以下この条において単に「協議会」という。）を組織することができる。

2　協議会は、前項の目的を達するため、病院等の管理者が行う法第６条の10第１項の報告及び医療事故調査の状況並びに支援団体が行う支援の状況の情報の共有及び必要な意見の交換を行うものとする。

3　協議会は、前項の情報の共有及び意見の交換の結果に基づき、次に掲げる事項を行うものとする。

　　1　病院等の管理者が行う法第６条の10第１項の報告及び医療事故調査並びに支援団体が行う支援の円滑な実施のための研修の実施

　　2　病院等の管理者に対する支援団体の紹介

9. 院内事故調査の支援体制について（支援団体と支援内容）

平成28年6月24日医政総発0624第1号　厚労省医政局総務課長通知
第一　支援団体等連絡協議会について
1　改正省令による改正後の医療法施行規則（昭和23年厚生省令第50号）第1条の10の5第1項の規定に基づき組織された協議会（以下「支援団体等連絡協議会」という。）は、地域における法第6条の11第2項に規定する支援（以下「支援」という。）の体制を構築するために地方組織として各都道府県の区域を基本として1か所、また、中央組織として全国に1か所設置されることが望ましいこと。
2　各都道府県の区域を基本として設置される地方組織としての支援団体等連絡協議会（以下「地方協議会」という。）には、当該都道府県に所在する法第6条の11第2項に規定する医療事故調査等支援団体（支援団体を構成する団体を含む。以下「支援団体」という。）が、全国に設置される中央組織としての支援団体等連絡協議会（以下「中央協議会」という。）には、全国的に組織された支援団体及び法第6条の15第1項の規定により厚生労働大臣の指定を受けた医療事故調査・支援センター（以下「医療事故調査・支援センター」という。）が参画すること。
3　法第6条の11第2項の規定による、医療事故調査（同条第1項の規定により病院等の管理者が行う、同項に規定する医療事故調査をいう。以下同じ。）を行うために必要な支援について、迅速で充実した情報の共有及び意見の交換を円滑かつ容易に実施できるよう、専門的事項や個別的、具体的事項の情報の共有及び意見の交換などに際しては、各支援団体等連絡協議会が、より機動的な運用を行うために必要な組織を設けることなどが考えられること。
4　各支援団体等連絡協議会は、法第6条の10第1項に規定する病院等（以下「病院等」という。）の管理者が、同項に規定する医療事故（以下「医療事故」という。）に該当するか否かの判断や医療事故調査等を行う場合に参考とすることができる標準的な取扱いについて意見の交換を行うこと。
　　なお、こうした取組は、病院等の管理者が、医療事故に該当するか否かの判断や医療事故調査等を行うものとする従来の取扱いを変更するものではないこと。
5　改正省令による改正後の医療法施行規則第1条の10の5第3項第1号に掲げる病院等の管理者が行う報告及び医療事故調査並びに支援団体が行う支援の円滑な実施のための研修とは、地方協議会又は中央協議会が、それぞれ病院等の管理者及び当該病院等で医療事故調査に関する業務に携わる者並びに支援団体の関係者に対して実施することを想定していること。
6　改正省令による改正後の医療法施行規則第1条の10の5第3項第2号に掲げる病院等の管理者に対する支援団体の紹介とは、地方協議会が、各都道府県内の支援団体の支援窓口となり、法第6条の10第1項の規定による報告を行った病院等の管理者からの求めに応じて、個別の事例に応じた適切な支援を行うことができる支援団体を紹介することをいうこと。
7　その他、支援団体等連絡協議会の運営において必要な事項は、各支援団体等連絡協議会において定めることができること。

　平成28年6月24日の制度見直しにより新たに医療法施行規則第1条の10の5（医療事故調査等支援団体による協議会の組織）の規定が盛り込まれました。医療事故調査等支援団体は、病院等の管理者が行う医療事故の報告及び医療事故調査の状況並びに支援団体が行う支援の状況の情報の共有及び必要な意見の交換を行うことを目的として、共同で協議会（支援団体等連絡協議会）を組織できることになりました。
　連絡協議会は、各都道府県に1か所、中央組織として全国に1か所が想定されていますが、あくまでも、「望ましい」であり、地方の事情によっては、都道府県に2か所というケースも考えられるで

しょうし、都道府県の区域を基本と書かれているので、場合によっては市に設置するということも可能と考えられます。

地方協議会には、医療事故調査等支援団体（支援団体を構成する団体を含む）と丁寧に記載されています。例えば、日本医療法人協会は厚労省告示で支援団体に指定されていますが、鹿児島県に存在する日本医療法人協会鹿児島県支部（鹿児島県医療法人協会）も支援団体であると述べているのです。

中央協議会は、全国に 1 か所設置されることが予定されており、全国組織の支援団体と医療事故調査・支援センターが参画します。各支援団体等連絡協議会は、機動的な運用のための組織を設けることが可能です。

病院等の管理者が、医療事故に該当するか否かの判断をする場合や、医療事故調査等を行う場合に参考とすることができる標準的な取り扱いについて意見の交換を行うことができますが、この規定は正確に読む必要があります。医療事故該当性について意見の交換を行い、医療事故調査を行う際に参考となるような「標準的な取り扱い」があれば支援団体等連絡協議会は、意見の交換を行うことができるのであって、決して「標準化」を行うために意見の交換を行うのではありません。「標準的な取り扱い」があれば事故調査の際に参考となるので、「標準的な取り扱い」があるか否か意見の交換を行うのです。

重要なことは、なお書きで、病院等の管理者が、医療事故に該当するか否かの判断や医療事故調査等を行うのは従来通り、何ら変更はないと再確認されていることです。判断の主体が管理者であることを再確認しており、病院等の自主、自立を明示していることになります。

地方協議会は、各都道府県の支援団体の支援窓口であり、病院等の管理者の求めに応じて、個別の事例に応じた適切な支援団体を紹介しなければなりません。

また、地方協議会又は中央協議会は病院等の管理者及び病院等で医療事故調査に関する業務に携わる者、並びに支援団体の関係者に対して研修会を実施することとされています。

10. 院内医療事故調査の方法

改正医療法

第 6 条の11

　病院等の管理者は、医療事故が発生した場合には、厚生労働省令で定めるところにより、速やかにその原因を明らかにするために必要な調査（以下この章において「医療事故調査」という。）を行わなければならない。

医療法施行規則

第 1 条の10の 4

　1　病院等の管理者は、法第 6 条の11第 1 項の規定により医療事故調査を行うに当たつては、次に掲げる事項について、当該医療事故調査を適切に行うために必要な範囲内で選択し、それらの事項に関し、当該医療事故の原因を明らかにするために、情報の収集及び整理を行うものとする。

　一　診療録その他の診療に関する記録の確認

　二　当該医療事故に係る医療を提供した医療従事者からの事情の聴取

　三　前号に規定する者以外の関係者からの事情の聴取

　四　当該医療事故に係る死亡した者又は死産した胎児の解剖

　五　当該医療事故に係る死亡した者又は死産した胎児の死亡時画像診断

　六　当該医療事故に係る医療の提供に使用された医薬品、医療機器、設備その他の物の確認

　七　当該医療事故に係る死亡した者又は死産した胎児に関する血液又は尿その他の物についての検査

　2　病院等の管理者は、法第 6 条の11第 4 項の規定による報告を行うに当たつては、次に掲げる事項を記載し、当該医療事故に係る医療従事者等の識別（他の情報との照合による識別を含む。次項において同じ。）ができないように加工した報告書を提出しなければならない。

　一　当該医療事故が発生した日時、場所及び診療科名

　二　病院等の名称、所在地、管理者の氏名及び連絡先

　三　当該医療事故に係る医療を受けた者に関する性別、年齢その他の情報

　四　医療事故調査の項目、手法及び結果

本通知

医療事故調査の方法等

○ 本制度の目的は医療安全の確保であり、個人の責任を追及するためのものではないこと。

○ 調査の対象者については当該医療従事者を除外しないこと。

○ 調査項目については、以下の中から必要な範囲内で選択し、それらの事項に関し、情報の収集、整理を行うものとする。

※調査の過程において可能な限り匿名性の確保に配慮すること。

・診療録その他の診療に関する記録の確認

例）カルテ、画像、検査結果等

・当該医療従事者のヒアリング

※ヒアリング結果は内部資料として取り扱い、開示しないこと。（法的強制力がある場合を除く。）とし、その旨をヒアリング対象者に伝える。

・その他の関係者からのヒアリング

※遺族からのヒアリングが必要な場合があることも考慮する。

・医薬品、医療機器、設備等の確認

・解剖又は死亡時画像診断（Ai）については解剖又は死亡時画像診断（Ai）の実施前にどの程度死亡の原因を医学的に判断できているか、遺族の同意の有無、解剖又は死亡時画像診断（Ai）の実施により得られると見込まれる情報の重要性などを考慮して実施の有無を判断する。

・血液、尿等の検体の分析・保存の必要性を考慮

○医療事故調査は医療事故の原因を明らかにするために行うものであること。

※原因も結果も明確な、誤薬等の単純な事例であっても、調査項目を省略せずに丁寧な調査を行うことが重要であること。

○調査の結果、必ずしも原因が明らかになるとは限らないことに留意すること。

○再発防止は可能な限り調査の中で検討することが望ましいが、必ずしも再発防止策が得られるとは限らないことに留意すること。

改正医療法第6条の11第1項は、『病院等の管理者は、医療事故が発生した場合には、厚生労働省令で定めるところにより、速やかにその原因を明らかにするために必要な調査（以下この章において「医療事故調査」という。）を行わなければならない。』としており、「医療事故」につき「原因を明らかにする」ための調査を行う義務を課していますが、必要な調査とはいかなるものでしょうか。

『3．当ガイドラインが示す医療事故調査制度の6つの原則』で述べたように、本制度は医療安全の確保が目的で、医療機関ごとの性格に合わせ自律的な調査を行うべきです。

院内調査の方法についてのポイントは、①医療安全確保の視点から行い、過誤の有無に着目したものであってはならないこと、②管理者が施設の実情とケースに応じて調査項目や調査主体を決めること、③調査項目・調査主体はさまざまなバリエーションがあり、画一化すべきでないことです。

なお、報告書の要否や報告書・調査資料の扱いを含め、非懲罰性と秘匿性については重要な問題であるため別項で扱います。

当ガイドラインでは、以下のように提言します。

1）調査の目的は医療安全の確保であること

　原則③で示しましたが、本制度は医療安全の確保が目的で、紛争解決・責任追及は目的ではありません。条文上も、調査は「原因を明らかにする」ために行うとしていますので、医療安全の確保のために調査を行うことに注意する必要があります。

　繰り返しになりますが、ヒューマンエラーによる事故に対しては、処罰をもって対応しても効果はなく、幅広く医療事故・ニアミス事例の情報を収集し、原因分析を行い、医療安全委員会で実行可能かつ実効性のある再発防止策をとることが重要で、しかも、医療安全目的で収集した情報が、責任追及に用いられないよう担保することが必須です。

　しかし、上記のような考え方は、国民や行政機関に十分理解されているというにはほど遠い状況で、原因分析と再発防止といった調査の結果が、院内や院外からの責任追及に利用されるリスクが高いことに注意が必要です。残念ながらこれまでにも院内での調査結果が医療従事者の責任追及に使われた事例は枚挙にいとまがありません。

　事故調査がこのような結果をもたらすのであれば、熱心に原因分析と再発防止を行う誠実な医療従事者が選択的に処罰されるという、極めて理不尽な事態に至ることを意味し、本制度は全く機能しないものとなるでしょう。

　以上から、本制度での調査は医療安全の確保を目的とすることに常に留意する必要があります。そして、過誤や過失の有無に着目したものであってはなりません。過誤や過失の有無に言及するのは、紛争解決・責任追及のための調査です。

2）施設ごとに事案に応じて行うべきこと

　原則⑤で示したように各医療現場に即して、現場に密着した形で院内調査を行うべきですが、医療機関の規模によって、職員の数や専門職の種類には大きな差があり、調査にかけられる人員の数や時間も大きく異なります。また、事案によって必要な調査の項目や、調査をどの程度詳細に行うかという程度が異なります。

　そして、原則⑥で示しましたが、本制度により医療現場の負担を増やし、医療崩壊を加速することがあってはなりません。

　以上から、管理者は、施設ごとの事情を考慮し、かつ、事案の内容に応じて必要な調査項目と、調査主体、調査の詳細さを決定すべきです。実際に本制度では、「調査を適切に行うために必要な範囲内で選択」することとされています（規則第1条の10の4第1項柱書）

3）院内での通常の医療安全対策は別途これまで通り行う

　原則⑥のイ（32頁）で述べたように、医療安全のための院内での既存制度として、一部の医療機関では医療事故情報収集等事業に参加することが義務付けられ、また多くの医療機関において、医療安全確保のため、医療に係る安全管理のための委員会（いわゆる院内医療安全委員会）の開催、医療機関内における事故報告等の医療に係る安全の確保を目的とした改善のための方策を講ずることが求められています（医療法施行規則第1条の11第1項第2号、4号）。

　院内での通常の医療安全対策は、既存のこの制度に基づく常設の院内医療安全委員会において再発防止策を検討し、必要に応じて医療事故情報収集等事業を活用します（図10-1、78頁参照）。

　本制度に基づく調査は、アドホックの院内医療事故調査委員会において行いますが、ここで得られた結果についても、再発防止策の検討については、常設の院内医療安全委員会での検討を行います（図10-1、78頁参照）。

4） 院内調査についての提言

　前記のように、院内調査の方法については、施設ごとに、事案ごとに決定すべきですが、目安として、以下のような調査方法を提示します。

ア　調査項目

①臨床経過

　客観的な事実関係を以下の方法を含めて確認します。

- カルテ、画像、検査結果等を確認します。記録については、誤記・脱漏がないか否かをチェックし、誤記・脱漏があった場合は、訂正・補正等の追加記載をし、記載した担当者、日付を必ず記入します。
- 当該事故の関係者のヒアリングは必ず行います。その際には関係者の責任追及の結果をもたらさないよう、秘密保持に特に留意します。本通知においても、ヒアリング結果については特に「ヒアリング結果は内部資料として取り扱い、開示しないこと。（法的強制力がある場合を除く。）とし、その旨をヒアリング対象者に伝える」とされています。
- 解剖・Ai（死亡時画像診断）については、解剖前にどの程度死亡の原因を医学的に判断できているか、遺族の同意の有無、解剖・Ai 実施により得られると見込まれる情報の重要性などを考慮して実施の有無を判断します。

②原因分析

　死亡に至った理由を分析します。医療安全確保のための分析であるため、可能性のある複数の原因を列挙することが重要で、特定の理由に絞り込む必要や、理由の中での可能性の多寡を記載する必要まではありません。

＊再発防止策

　当該医療機関の人的物的資源の条件を踏まえて、当該事案から実行可能かつ実効性のある再発防止策を立てることは容易ではありません（本通知においても、「必ずしも再発防止策が得られるとは限らないことに留意すること」と述べられています）。この点については、前述のように、院内医療安全委員会等で検討しますが、無理に再発防止策を立ててはいけません。

イ　調査期間

　まず、医療事故の発生を知った場合、医療事故が予期しなかったものかどうか現場の意見を踏まえて検討し、必要があれば 1 か月をめどにセンターに報告します（「発生報告」といいます。）。

　また、報告後の調査については、あまり期間が経過すると当事者の記憶が薄れるなど、調査自体が困難になりますので、3 か月程度以内に調査を終えて報告する（「調査結果報告」といいます。）ことを目安とします。なお、遺族との間で紛争が生じた場合などは、管理者の判断で調査を中断することができるものとします。

　ただし、解剖が必要な事例では、解剖結果が調査の前提となりますので、解剖結果が出るまでの期間は上記の調査期間からは除くべきでしょう。

ウ　調査主体

　医療機関ごとに、事案の内容に応じて調査を行うメンバーを選びます。医療事故に関わった当事者を調査主体から除外する必要はありません。医療安全目的でのレベルの高い調査を行うためには非懲罰性と秘匿性の確保こそが重要であることは WHO ドラフトガイドラインが推奨するところで、医療安全の分野の確立した考え方です。

　本制度は医療安全目的で行うもので、紛争解決・責任追及を目的とするものではありませんし、医療現場に即した調査が必要です。さもなければ、医師が 1 名の診療所では院内調査を実施することが不可能になってしまい、まかり間違えば調査の名のもとに外部者による責任追及が推し進められるこ

とになりかねません。

エ　調査進捗報告

　院内調査を中心となって行っている者は、当該管理者に必要に応じて調査の進捗・管理報告を行うものとします。上記の期間（3か月）の目安のうちに調査が終了しない可能性が生じた場合や、解剖結果報告書作成に多くの時間を要している場合には、管理者は、既に報告をしたセンターもしくは支援団体、及び遺族に対して、調査終了が遅延する旨を報告するよう努めます。

オ　医療従事者の人権保護

　院内調査により、医療従事者の法的責任や説明責任に及ぶおそれが予想される場合は、管理者はあらかじめ当該医療従事者に対してその権利（憲法38条1項―何人も、自己に不利益な供述を強要されない。）を告げなければなりません。

図10－1　再発防止策の検討・対策の流れ

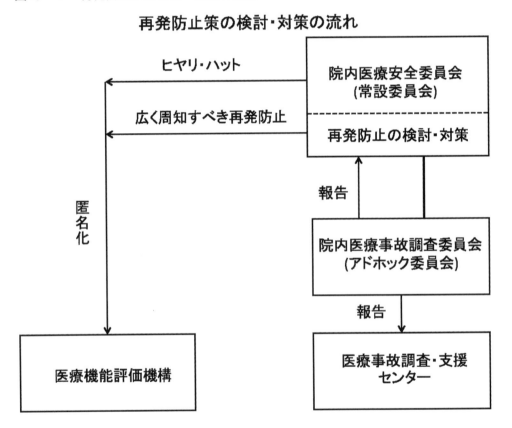

＊院内医療事故調査委員会から院内医療安全委員会への報告は医療法施行規則・厚労省医政局長通知に基づくものです。

- 再発防止策は、上部機関である常設の院内医療安全委員会で検討。実行可能なものから、順次改善を行う。
- 広く周知すべき再発防止策については、匿名化した上で、他のヒヤリ・ハット事例とともに医療機能評価機構などに報告するシステムが望ましい。

＊院内医療事故調査の具体的手法については、「鹿児島県医療法人協会創立55周年記念事業　院内医療事故調査マニュアル」（幻冬舎）を参考にしてください。

11. 院内医療事故調査の流れ

1） 発生直後の対応

前述した如く、事故発生時の最優先事項は、遺族への対応です。事故発生直後には、事故対応に追われるあまり、遺族が放置されることがあります。すぐさま遺族に寄り添い、遺族とコミュニケーションを取る必要があります。同時に、医療事故対応者（医療安全担当者でも可）は、発生状況を迅速に、客観的に、事実関係を把握し、管理者に報告して対応を協議します。

① 医療事故対応者は、以下の点に留意しつつ、事故の概要に関する情報を収集し、状況を把握、「事例概要」としてまとめます。
（1） 診療記録から概要を確認する
（2） 可能な限り現場に赴く
（3） 関係者に、事実関係のみ端的に聞き取りをする
（4） 患者家族への説明状況と理解度を把握する
（5） 収集した情報をA4用紙1枚程度にまとめる
［以上、日医より引用］
② 必要に応じて、管理者が医療事故等判定委員会を招集し、以下を協議します。（構成メンバーは病院幹部などとします）
（1） 事例概要の共有
（2） 解剖・死亡時画像診断（Autopsy imaging：Ai）の必要性の判断（緊急対応必要）
（3） 院内医療事故調査委員会を設置するかの検討
（4） 医療事故か否かの検討
（5） 患者・遺族への対応の検討
（6） 対外的な窓口の設定
③ 診療記録に未記載の事項は、追記と分かるように速やかに記載する
④ 「医療事故」の判断に迷う場合や支援が必要な場合は、支援団体の1つである日本医療法人協会又はその支部等に相談する

≪留意点≫
　医療事故等判定委員会は必要に応じて招集されるものですが、解剖とAiの必要性の判断は、速やかな対応が必要であり、事故かどうかの判断に迷うときは、できる限り解剖・Aiの承諾を得るよう努めます。
　発生時に記載したメモ等も重要であるため、すべて保管します。（のちに診療記録に追記する際は、記載日等も書き添える）

11. 院内医療事故調査の流れ

≪参考≫
事例概要の書式例

事例概要

1. 患者情報：年齢）
    性別）
    既往歴）

2. 診療科：

3. 発生場所：

4. 医療事故の状況
    1）臨床経過

    2）推定死亡原因

    3）死亡の予期に関する説明・記録などの状況

    4）解剖・Aiについて
【解剖】
【Ai】

《参考》医療事故発生時の対応について
　平時より、医療事故の発生に備えて、院内の対応を検討しておくことが必要です。［日医より引用］

《参考》医療事故か否かの判断のポイント
　医療事故の判断は、医療機関の管理者が組織として判断することとなっています。その際、当事者及び医療安全管理委員会の意見を聞いて、組織として判断することが大切です。当事者が予期しなかったものでも、経験ある上級医にとっては予期し得るもの、あるいは、管理者の立場としては、予期し得るものがあるからです。すなわち、「提供した医療に起因」したか否か、「予期しなかった死亡」か否かは診療チーム全体として判断すべき事柄です。特に、死亡原因については死亡診断書の原因欄に、4段階まで記載することになっています。死亡診断書の原因記載欄に「提供した医療」が原因であると記載されていない場合、本制度の報告対象とすることは、離齬が生じかねませんので、死亡診断書の記載をまず検討されることが必要と思われます。

《参考》「予期しなかった死亡」要件について
　41頁を参考にしてください。

　なお、「予期」の文言だけでは不明確であるため、医療法施行規則第1条の10の2第1項各号において、「予期しなかった死亡」要件に該当しない類型が列挙されました。また、本通知で「当該患者

個人の臨床経過等を踏まえて、当該死亡又は死産が起こりうることについての説明及び記録」とされています。

　具体的には、

①医療を提供する前に医療従事者等が患者又はその家族に対して当該死亡等が予期されることを説明していた場合（1号）

　手術、処置、投薬、検査、輸血などの前に、医師から患者もしくは家族に対して、「あなたの（患者の）臨床経過を踏まえると、この医療行為の後に死亡することもあり得ます」と説明した場合です。

　説明したことを明確にするため、カルテに記載しておきましょう。

　手術などの同意文書にも、単に感染、出血、血栓症が起こることがありますというだけでなく、「……によって生命に危険が及ぶこともあり得ます」といった記載があった方が、この規定にあてはまりやすいかと思われます。

②医療を提供する前に医療従事者らが当該死亡などが予期されることを患者のカルテなどに記録していた場合（2号）

　手術、処置、投薬、検査、輸血などの前に、「患者の臨床経過を踏まえると、この医療行為の後に死亡することもあり得る」とカルテ記載した場合です。

③管理者が、医療従事者らからの事情の聴取、医療安全委員会からの意見の聴取を行った上で、医療を提供する前に医療従事者らが当該死亡などを予期していたと認めた場合（3号）

　③は、たとえば一人医師の無床診療所で医療安全管理委員会が存しない場合でも、適用され得ます。

　もちろん、医療安全管理委員会を設置した方が望ましいといえます。

　救急搬送されて、説明もカルテ記載も行う暇もなく、緊急手術を行ったが、合併症で死亡したような場合が該当しますが、合併症で死亡した場合、特に説明もカルテ記載もしていない場合も、本号に該当します。もちろん、当然説明しておくべき合併症を説明していない場合は、説明義務違反として過失とされる場合がありますが、センター報告の要件とは別ですので、このような場合は3号に該当し、センター報告の必要はありません。

2） 発生直後の状態の保存

> 現場責任者は、医療事故対応者（医療安全担当者）の指示のもと、現場保存を行います。
> 医療事故発生時の情報を確実に保存することが重要であり、「必要だったのに捨ててしまった」ということがないように、事例に関係する情報について広い範囲での保存が必要です。［日医より一部転載してアレンジ］

≪留意点≫

厚生労働省医政局長通知（平成27年5月8日医政発0508第1号）では、状態の保存に関しては、

・医薬品、医療機器、設備等の確認

・解剖又は死亡時画像診断（Ai）については解剖又は死亡時画像診断（Ai）の実施前にどの程度死亡の原因を医学的に判断できているか、遺族の同意の有無、解剖又は死亡時画像診断（Ai）の実施により得られると見込まれる情報の重要性などを考慮して実施の有無を判断する。

・血液、尿等の検体の分析・保存の必要性を考慮

と定められています。

11. 院内医療事故調査の流れ

≪状態の保存も含めた医療法施行規則の定め≫

　医療法第6条の10第1項の定める省令（医療法施行規則第1条の10の4）では、状態の保存も含めて、次のように定められています。

（医療事故調査の手法）

第1条の10の4

　病院等の管理者は、法第6条の11第1項の規定により医療事故調査を行うに当たっては、次に掲げる事項について、当該医療事故調査を適切に行うために必要な範囲内で選択し、それらの事項に関し、当該医療事故の原因を明らかにするために、情報の収集及び整理を行うものとする。

一　診療録その他の診療に関する記録の確認

二　当該医療事故に係る医療を提供した医療従事者からの事情の聴取

三　前号に規定する者以外の関係者からの事情の聴取

四　当該医療事故に係る死亡した者又は死産した胎児の解剖

五　当該医療事故に係る死亡した者又は死産した胎児の死亡時画像診断

六　当該医療事故に係る医療の提供に使用された医薬品、医療機器、設備その他の物の確認

七　当該医療事故に係る死亡した者又は死産した胎児に関する血液又は尿その他の物についての検査

3）　遺族への説明（センターへの医療事故報告前）

> 事故発生直後から、遺族対応は第一義的に重要です。遺族の思いを聞き取るという態度で、遺族とのコミュニケーションを図る必要があります。医療法上の医療事故に該当するか否か（センターに発生報告を行うか否か）決定するまでは、安易な発言は慎み、その時点で把握できており、異論のない事実関係のみを簡潔に説明します。亡くなった時の初期対応と制度について説明する初期対応は、別のものです。

①遺族への説明者と同席者を決定します
　　遺族への説明を行う際には、複数名で対応します　　　　　　　　［以上、日医より引用］
②以下の内容を説明する
　（１）その時点で把握している範囲での、医療事故の発生状況について（不明なことは不明と
　　　　伝える）
　医療法上の医療事故に該当する可能性が出てきた場合には、以下を行います。
　（２）医療事故調査制度の概要とセンターへの報告について
　（３）可能な範囲の実施計画と今後の予定について　　　　　　　　［以上、日医より引用］
③以下の内容について診療記録などに記載する
　（１）説明の参加者
　（２）説明時刻
　（３）説明内容
　（４）遺族の反応や質問や、それに対する回答　　　　　　　　　　［以上、日医より引用］
④以下の内容について同意を得る
　（１）カルテの閲覧など、外部の委員に個人情報が提供されることについて
　（２）検体を保存することについて　　　　　　　　　　　　　　　［以上、日医より引用］
⑤遺族の窓口となる代表者を確認する
⑥遺族との連絡の窓口となる担当者を紹介する

〈注〉
・事故の原因などはこのときに説明せず、真摯に調査を行うことを説明します。
・説明はできる限り専門用語を使わずに、分かりやすい表現で行います。［日医より一部引用］

医療事故の状況についての説明時のポイント

　以下の４項目が説明項目です。①死亡等の日時、場所及びその状況、②院内調査の実施計画の概要、③医療事故調査に関する制度の概要、④院内調査に当たり解剖・Aiの同意に関する説明

　院内調査のセンター及び遺族への報告の際に匿名化のみならず非識別化が求められていること（医療法施行規則第１条の10の４第２項柱書、第３項）から、事前説明においても、当然匿名化・非識別化が必要です。

　重要なポイントは、本通知において、遺族の代表者を定めることとなり、遺族への説明等の手続きは代表者に対して行えばよいとなったことです。窓口を定めるよう遺族に要請し、遺族が決めた、窓口となる代表者（通常はいわゆるキーパーソンでしょうか）に対して説明等を行いましょう。死産についての遺族の範囲は、胎児の父母及び祖父母となっています。死亡についての遺族の範囲については、明示はされませんでしたが、基本的に、死産の場合と同様に、死産以外の死亡についても、遺族とは法定相続人（配偶者と子のケースが多く、親、兄弟姉妹の場合もあります）に限定されるべきでしょう。事故調査の結果、患者自身が告知していなくても、調査の結果、亡くなった患者の生前のプライバシーなどが文書化されることもあり、範囲は限定的に考えるべきです。それ以外の方が、報告を受けることを期待するような事情がある場合は法定相続人から情報を入手しうることが容易でしょうし、万一そうでないなら、遺族とそのような方との間の紛争に医療機関が巻き込まれることになり

かねません。

4） 解剖及び死亡時画像診断（Ai)

> 遺族には、解剖・Aiの必要性を丁寧に説明し、できる限り同意を得るようにします。
> 解剖は病理解剖であることを明確に伝えてください。同意が得られない場合は解剖を行ってはなりません。

≪留意点≫
厚生労働省医政局長通知（平成27年5月8日医政発0508第1号）では、解剖や死亡時画像診断（Ai)
に関しては、

- 解剖又は死亡時画像診断（Ai）については解剖又は死亡時画像診断（Ai）の実施前にどの程度死亡の原因を医学的に判断できているか、遺族の同意の有無、解剖又は死亡時画像診断（Ai）の実施により得られると見込まれる情報の重要性などを考慮して実施の有無を判断する。
と定められています。

解剖・Aiの依頼及び実施工程の説明
病理解剖・Aiの依頼及び実施工程について、将来の医療の安全の確保を図るための医療事故調査制度の実施として、院内医療事故調査の一環として行いたい旨を丁寧に説明し、病理解剖であることを明示することが必要です。
承諾が得られたときは、それぞれの承諾書をもらいます。解剖の同意が得られない場合はAiだけでも勧めます。

12. 院内調査結果のセンター及び遺族への報告（非懲罰性・非識別性）

改正医療法

第 6 条の11

4 病院等の管理者は、医療事故調査を終了したときは、厚生労働省令で定めるところにより、遅滞なく、その結果を第 6 条の15第 1 項の医療事故調査・支援センターに報告しなければならない。

医療法施行規則

第 1 条の10の 4

2 病院等の管理者は、法第 6 条の11第 4 項の規定による報告を行うに当たつては、次に掲げる事項を記載し、当該医療事故に係る医療従事者等の識別（他の情報との照合による識別を含む。次項において同じ。）ができないように加工した報告書を提出しなければならない。

一 当該医療事故が発生した日時、場所及び診療科名

二 病院等の名称、所在地、管理者の氏名及び連絡先

三 当該医療事故に係る医療を受けた者に関する性別、年齢その他の情報

四 医療事故調査の項目、手法及び結果

3 法第 6 条の11第 5 項の厚生労働省令で定める事項は、前項各号に掲げる事項（当該医療事故に係る医療従事者等の識別ができないようにしたものに限る。）とする。

12. 院内調査結果のセンター及び遺族への報告（非懲罰性・非識別性）

本通知

センターへの報告方法について

○医療事故調査・支援センターへの報告は、次のいずれかの方法によって行うものとする。

・書面又はWeb上のシステム

センターへの報告事項・報告方法について

○本制度の目的は医療安全の確保であり、個人の責任を追及するためのものではないことを、<u>報告書冒頭に記載する。</u>

○報告書はセンターへの提出及び遺族への説明を目的としたものであることを記載することは差し支えないが、それ以外の用途に用いる可能性については、あらかじめ当該医療従事者へ教示することが適当である。

○センターへは以下の事項を報告する。

・日時/場所/診療科

・医療機関名/所在地/連絡先

・医療機関の管理者の氏名

・患者情報（性別/年齢等）

・医療事故調査の項目、手法及び結果

　・調査の概要（調査項目、調査の手法）

　・臨床経過（客観的事実の経過）

　・原因を明らかにするための調査の結果

　※必ずしも原因が明らかになるとは限らないことに留意すること。

　・調査において再発防止策の検討を行った場合、管理者が講ずる再発防止策については記載する。

　・当該医療従事者や遺族が報告書の内容について意見がある場合等は、その旨を記載すること。

○医療上の有害事象に関する他の報告制度についても留意すること。①医薬品・医療機器等安全性情報報告制度、②予防接種法に基づく副反応報告制度、③医療事故情報収集等事業、④薬局ヒヤリ・ハット事例収集・分析事業、⑤消費者安全調査委員会への申出

○当該医療従事者等の関係者について匿名化する。

○医療機関が報告する<u>医療事故調査の結果に院内調査の内部資料は含まない</u>。

　改正医療法第6条の11第4項では、『病院等の管理者は、医療事故調査を終了したときは、厚生労働省令で定めるところにより、遅滞なく、その結果を医療事故調査・支援センターに報告しなければならない』とし、『病院等の管理者は、前項の規定による報告をするに当たっては、あらかじめ、遺族に対し、厚生労働省令で定める事項を説明しなければならない。』として調査結果についての説明を求めています。

　各医療機関は、院内調査を行った場合にどのように調査結果報告書を作成し、どのように取り扱うべきでしょうか。調査結果報告書についてのポイントは、①記載する内容は第一に客観的事実を記載すべきこと、②調査結果報告書は匿名化・非識別化しなければならないこと[13]、③内部資料は区別し、秘匿性を保持すべきことです。

　また、遺族に対する説明については、口頭又は書面もしくはその双方の適切な方法で行うこととな

13　本通知11頁の「省令」の項では、「匿名化する」との記載のみですが、実際の省令（医療法施行規則）では非識別化が義務となっています。

りました。遺族への説明に際しても、非識別化を含む匿名化が義務です[14]。

1）センターへの調査結果報告が中心とされていること

　本制度は医療安全の確保を目的とするものですので、院内での検討を行い、センターに情報を集めることで医療安全確保の目的は達成され、遺族に対する説明は医療の一環としてされるものです（原則①）。

　センターには客観的な事実の結果を報告します。センターにおいては、既存の制度と連携しつつ、多数の類似事例に対してヒューマンエラーの専門家を交えた分析を行い、再発防止策を検討すべきです。

2）センターへの調査結果報告書

ア　医療安全目的の内容とすべきこと

　調査結果報告書は、医療安全の目的で作成されるものですが、患者・社会からは、その内容が紛争解決・責任追及について述べるものだとの誤解を受けるおそれが強く、過去の事例においても医療安全目的の調査結果報告書が責任追及を誘発することが再三ありました。

　このため、調査報告書には、冒頭で、責任追及の視点では使用するものではなく、医療安全の視点から事後的な視点や、当時の医療機関のレベルを前提としたものとも限らない理想論的な記載が含まれることも注記しておくべきです。

　報告書はあくまでも、もっぱら医療安全の確保の観点から医療安全に必要な事項に絞って、専門的・医学的にできる限り正確に記載しなければなりません。例えば、法的な過失の有無の認定は医療安全に必要な事項ではありません。また、医学的機序についても、遺族から断定することを求められたとしても、可能性の領域にとどまるものはあくまでも可能性のレベルであると記載しておかなければなりません。

　なお、報告事項については、不明な点は不明のまま、調査の結果わかった範囲で報告すべきで、センターは医療機関の報告を受領します（センターが求めた事項を報告する仕組みではないことに注意が必要です）。

イ　具体的な記載内容

　まず、冒頭に「本制度の目的は医療安全の確保であり、個人の責任を追及するためのものではないこと」を記載します（本通知）。

　また、通知の要請事項として、上記の各項目を記載します。

　原則として診療経過の客観的な事実調査の結果を第一に記載します。原因分析について記載する場合は、断定をせず、可能性のある原因を複数記載することとします。再発防止策については、その策定は容易でないこと、責任追及を誘発した事例もあったことなどを考慮して慎重に検討すべきです。本来は、常設の院内医療安全委員会で多くの事例を基に横断的に検討すべき事項であり、医療事故調査報告書には記載しません（なお、実際に管理者が講じる再発防止策については記載することとなっていますが、医療従事者の個人責任追及等の結果をもたらすことがないよう、慎重な考慮が必要ですし、当然、非識別化・匿名化の確保が必要です）。

　また、調査結果報告書の内容については、事故に関与した医療従事者に対し、事前に告知してその確認を求め、その意見を調査結果報告書に記載しなければなりません。なお、センターもしくは遺族

14　本通知12頁の「省令」の項では、「匿名化する」との記載のみですが、実際の省令（医療法施行規則）では非識別化が義務となっています。

への事前確認は不要です。

3）調査報告書での非識別性の確保

ア　匿名化・非識別化

　医療安全確保の目的での情報収集には、個別の医療機関や患者の個別情報は不要です。このため、センターに調査結果報告書を提出し、もしくは情報提供を行う場合には、匿名化のみならず「非識別化」（医療法施行規則第1条の10の4第2項柱書）という非常に厳格な秘匿化処理をした上で情報提供を行うものとします。

　すなわち、院内の医療事故調査結果報告書の記載情報は、医療従事者に関しては特定（ある情報が誰の情報であるかがわかること）のものであってはならないことはもちろん、識別（ある情報が誰か一人の情報であることがわかること、つまり、ある情報が誰の情報であるかがわかるかは別にして、ある人の情報と別の人の情報を区別できること）可能なものであってもなりません。

　なお、非識別化をするためには、他の情報との照合によっても識別できないものでなければなりません。「他の情報」とは、センターが入手しうる全ての情報（たとえば、医療機関ホームページや、診療録等の診療に関する記録その他のセンターに提出することがありうる資料、遺族からセンターが聴取しうる説明や提出を受けうる資料）を含みます。

　このような厳格な秘匿化の条文が置かれたのは、本制度がWHOドラフトガイドラインの求める趣旨を高いレベルで実現しようとしているものということができます。

　このような医療安全確保のための報告書を、刑事捜査の資料、民事訴訟の証拠、社会への公表資料として用いられることは、できる限り避けなければなりません。しかし、これらのいずれかの用途に用いられてしまう可能性がある場合は、管理者はあらかじめ当該医療従事者へ教示する必要があります。

イ　第三者への非開示

　本制度は医療安全の確保が目的ですので、第三者に対して個別事例についての公表（ホームページへの掲載、記者会見等）は必要ありません。

　調査結果報告書は、裁判所・検察庁・警察署・厚生労働省・地方自治体などの行政機関その他一切の公的機関、その他のいかなる者に対しても、調査結果報告書を開示できないものとします。なお、それ以外の資料はもちろん、調査結果報告書も、民事訴訟・行政事件訴訟・刑事訴訟・行政処分の証拠とすることができないし、これを公表することもできないものとします。これらの秘匿性については、各病院が院内規則で定めを設けて掲示すべきと考えます。関係者には、厳密な守秘義務を課すべきです。

ウ　強く保護すべき資料

　医療安全目的での分析には、率直な意見交換と、個人の責任追及がされないことをシステムとして担保することが必須です。このため、調査結果報告書には結論部分を記載し、院内での意見交換の内容など、検討の前提となる内部資料については、強い保護が必要で、一切外部に開示すべきではありません。このような資料を開示すれば、率直な意見交換や十分な情報収集ができなくなり、医療安全確保の目的が全く達成できなくなるからです。過去の裁判例でも、これらの資料は秘匿性が保護されています。

　具体的には、医療従事者からの聞き取り記録・委員会等の議事録・内部検討のための意見書などを開示してはなりません。これらの資料が内部資料であることは、院内規定でも明確に規定しておきましょう。

> **文書提出命令に関する裁判例**
> ①事情聴取部分（さいたま地裁平成15年3月25日決定、東京高裁平成15年7月15日決定）：当事
> 　者からの事情聴取を記載した部分につき文書提出義務を否定しました。
> ②第三者の意見書（東京高裁平成23年5月17日決定）：組織内での検討のために依頼した院外の
> 　医師の意見書につき、文書提出義務を否定しました。
> ＊国公立病院と私立病院の提出義務についての扱いは実質的に同様です。

4）遺族に対する調査後の説明

> **改正医療法**
> 第6条の11
> 5　病院等の管理者は、前項の規定による報告をするに当たつては、あらかじめ、遺族に対し、
> 　厚生労働省令で定める事項を説明しなければならない。ただし、遺族がないとき、又は遺族
> 　の所在が不明であるときは、この限りでない。
>
> **医療法施行規則**
> 第1条の10の4
> 2　病院等の管理者は、法第6条の11第4項の規定による報告を行うに当たつては、次に掲げる
> 　事項を記載し、当該医療事故に係る医療従事者等の識別（他の情報との照合による識別を含
> 　む。次項において同じ。）ができないように加工した報告書を提出しなければならない。
> 一　当該医療事故が発生した日時、場所及び診療科名
> 二　病院等の名称、所在地、管理者の氏名及び連絡先
> 三　当該医療事故に係る医療を受けた者に関する性別、年齢その他の情報
> 四　医療事故調査の項目、手法及び結果
> 3　法第6条の11第5項の厚生労働省令で定める事項は、前項各号に掲げる事項（当該医療事故
> 　に係る医療従事者等の識別ができないようにしたものに限る。）とする。
>
> **本通知**
> 遺族への説明方法について
> ○遺族への説明については、口頭（説明内容をカルテに記載）又は書面（報告書又は説明用の資
> 　料）若しくはその双方の適切な方法により行う。
> ○調査の目的・結果について、遺族が希望する方法で説明するよう努めなければならない。
> 遺族への説明事項について
> ○センターへの報告事項の内容を示す。
> ○現場医療者など関係者について匿名化する

ア　説明内容

　当該病院等の管理者は、遺族（その代表者）に対して、診療経過の客観的な事実など、センターへの報告内容を説明します。

イ　説明方法

　当該病院等の管理者は、諸事情に鑑みて適切と考える方法で、口頭又は書面にて説明します。

　遺族への説明については、遺族の関心事・疑問点・思いなどとずれが生じていることも多く、遺族

の医学的知識が医療従事者とは大きくかい離していることも多いので、報告書そのものの交付が必ずしも適切でない場合が多くあります。「遺族が希望する方法」が本当は何なのかは、遺族が説明を欲している意見・質問・疑問などの関心事・疑問点・思いといった内容に対応させて、できるだけ客観的に、管理者は真に適切な方法を判断するべく努めなければなりません。

　また、院内での調査委員の間に見解の対立があったり、断定できずに可能性の領域にとどまるものが多くて遺族に誤解を与えかねなかったり、当該医療従事者が異論を述べていたりする場合など、そのまま「報告書」を交付することが適切でないことも多くあります。あくまでも努力義務となっているのはこのような理由などもあるので、果たして本当に「報告書」の交付が適切であるかどうかは、管理者は慎重に判断しなければなりません。

　たとえば、法的な過失の有無に対する見解を求められていても報告書に記載して交付してはなりません。また、医学的機序について、たとえば誤薬のゆえの死亡であったことの断定を求められても、それが可能性の領域にとどまるものならば、遺族の要求に迎合するような断定の記述をしてはなりません。

　これらのようにずれやかい離が生じそうな場合は、WHOガイドラインで言うところの「学習目的の」報告書の交付は適切ではありません。

　そこで、管理者は、諸般の状況から判断して、口頭での説明又は説明用の資料を活用します。口頭（説明内容をカルテに記載）又は書面（報告書又は説明用の資料）もしくはその双方のいかなる方法が適切かは、管理者がその裁量によって総合的に判断します。

ウ　遺族へ渡す書類（記載様式等）

⑦口頭にて説明の場合

　口頭で説明した内容をカルテに記載し、遺族の申請があればそのカルテを開示します。

④書面にて説明の場合

　書面は、院内調査結果報告書自体であるか、院内調査結果報告書の趣旨を踏まえて病院等の管理者が新たに作成した文書であるか、を問いません。

13. センター指定及びセンターの業務について

改正医療法

第 6 条の15

厚生労働大臣は、医療事故調査を行うこと及び医療事故が発生した病院等の管理者が行う医療事故調査への支援を行うことにより医療の安全の確保に資することを目的とする一般社団法人又は一般財団法人であつて、次条に規定する業務を適切かつ確実に行うことができると認められるものを、その申請により、医療事故調査・支援センターとして指定することができる。

2　厚生労働大臣は、前項の規定による指定をしたときは、当該医療事故調査・支援センターの名称、住所及び事務所の所在地を公示しなければならない。

3　医療事故調査・支援センターは、その名称、住所又は事務所の所在地を変更しようとするときは、あらかじめ、その旨を厚生労働大臣に届け出なければならない。

4　厚生労働大臣は、前項の規定による届出があつたときは、当該届出に係る事項を公示しなければならない。

第 6 条の27

この節に規定するもののほか、医療事故調査・支援センターに関し必要な事項は、厚生労働省令で定める。

医療法施行規則

第1条の13の2

法第6条の15第1項の規定により医療事故調査・支援センターの指定を受けようとする者は、次に掲げる事項を記載した申請書を厚生労働大臣に提出しなければならない。

一　名称及び住所並びに代表者の氏名

二　調査等業務を行おうとする主たる事務所の名称及び所在地

三　調査等業務を開始しようとする年月日

2　前項の申請書には、次に掲げる書類を添付しなければならない。

一　定款又は寄附行為及び登記事項証明書

二　申請者が次条各号の規定に該当しないことを説明した書類

三　役員の氏名及び経歴を記載した書類

四　調査等業務の実施に関する計画

五　調査等業務以外の業務を行つている場合には、その業務の種類及び概要を記載した書類

第1条の13の3

次の各号のいずれかに該当する者は、法第6条の15第1項の指定を受けることができない。

一　法又は法に基づく命令に違反し、罰金以上の刑に処せられ、その執行を終わり、又は執行を受けることがなくなつた日から二年を経過しない者

二　法第6条の26第1項の規定により法第6条の15第1項の指定を取り消され、その取消しの日から二年を経過しない者

三　役員のうちに前二号のいずれかに該当する者がある者

第1条の13の4

厚生労働大臣は、法第6条の15第1項の指定の申請があつた場合においては、その申請が次の各号のいずれにも適合していると認めるときでなければ、同項の指定をしてはならない。

一　営利を目的とするものでないこと。

二　調査等業務を行うことを当該法人の目的の一部としていること。

三　調査等業務を全国的に行う能力を有し、かつ、十分な活動実績を有すること。

四　調査等業務を全国的に、及び適確かつ円滑に実施するために必要な経理的基礎を有すること。

五　調査等業務の実施について利害関係を有しないこと。

六　調査等業務以外の業務を行つているときは、その業務を行うことによつて調査等業務の運営が不公正になるおそれがないこと。

七　役員の構成が調査等業務の公正な運営に支障を及ぼすおそれがないものであること。

八　調査等業務について専門的知識又は識見を有する委員により構成される委員会を有すること。

九　前号に規定する委員が調査等業務の実施について利害関係を有しないこと。

十　公平かつ適正な調査等業務を行うことができる手続を定めていること。

センター業務について

> **改正医療法**
>
> 第 6 条の16
>
> 医療事故調査・支援センターは、次に掲げる業務を行うものとする。
>
> 一 第 6 条の11第 4 項の規定による報告により収集した情報の整理及び分析を行うこと。
>
> 二 第 6 条の11第 4 項の規定による報告をした病院等の管理者に対し、前号の情報の整理及び分析の結果の報告を行うこと。
>
> **本通知**
>
> 報告された院内事故調査結果の整理・分析、医療機関への分析結果の報告について
>
> ○報告された事例の匿名化・一般化を行い、データベース化、類型化するなどして類似事例を集積し、共通点・類似点を調べ、傾向や優先順位を勘案する。
>
> ○個別事例についての報告ではなく、集積した情報に対する分析に基づき、一般化・普遍化した報告をすること。
>
> ○ 医療機関の体制・規模等に配慮した再発防止策の検討を行うこと。
>
>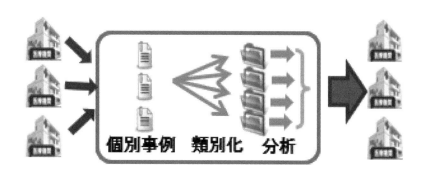

　改正医療法第 6 条の16はセンターの業務につき定めていますが、その業務内容はそれぞれどのようなものでしょうか。

　センター業務についてのポイントは、①院内調査が中心であって、センターはそのサポートをする立場で、院内調査に優越するものでは決してなく、かつ制度開始による医療機関の負担の重さを考慮すると、センターではなく各医療機関に人的物的資源を配分すべきこと、②本制度の適用となるのは各医療機関の管理者がセンターに発生報告をした場合に限ること、③各医療機関の性質ごとの違いを踏まえ、集積した情報に基づき、個別的ではなく、実行可能かつ実効性ある再発防止策の提案に努めるべきことです。

1) センターの位置づけ

　繰り返し述べているところですが、本制度は院内調査を中心とするもので、センター調査は決して院内調査に優越するものではありません。そして、センター調査もあくまで本制度の目的である医療安全の確保を目的とし、院内調査結果に不服であった場合の紛争解決を目的としているものではないことに注意が必要です。

　また、各医療機関の人的物的資源は限られ、本制度の開始により各医療機関の負担は相当重いものになりうること、センターは既存制度の機能と重複することを考慮すると、人的物的資源は、センターではなく、できるだけ各医療機関に重点的に配分すべきで、センターの業務は限定したものにす

べきです。

2）院内調査結果報告の整理及び分析とその結果の医療機関への報告

改正医療法第6条の16第1号は、『収集した情報の整理及び分析』をすることとし、同2号で『前号の情報の整理及び分析の結果の報告を行うこと』としています。

ア　整理・分析

報告された事例の匿名化・一般化を行い、データベース化、類型化するなどして類似事例を集積し、共通点・類似点を調べ、傾向性と優先度を計ります。

当該病院等の実情に応じた自主性・自律性を尊重し、院内調査結果報告書の充足度については、形式的整理と文面の検証にとどめます。院内調査内容介入にあたる相談・確認は控えなければなりません。

イ　整理・分析結果の報告

ここでの医療機関への報告は、「収集した情報の整理及び分析の結果」を伝えるものであることに注意が必要です。すなわち、個別事例についての報告ではなく、集積した情報に対する分析に基づき、一般化・普遍化した報告をします。

集積されていて優先度の高い類型の事故につき実行可能かつ実効性のある普遍的な再発防止策を立てることができた場合、当該病院等その他の医療機関に提案します。

ただし、医療機関の規模や性質により実行可能性は異なります。センターは、上記の普遍的な再発防止策を提案する場合、それぞれの医療機関が、それぞれの体制・規模等に合わせて選択できるよう、少なくとも医療機関の規模に合わせた複数の再発防止策を提案しなければなりません。

また、センターは、各医療機関がこれらの提案が自施設に適合するか判断をする際に重要な情報を提供する必要があります。具体的には、再発防止策をとる場合に必要な人的物的コスト、再発防止策の有効性、再発防止策をとらない場合にどのようなリスクがどのような確率で生じるかといった、リスクベネフィットについての情報提供が望ましいと考えられます。

なお、当該病院等の実情にそぐわない再発防止策の提案は、当該病院等や医療従事者に対する名誉毀損や業務妨害の結果を招くおそれがあることに留意し、細心の注意を払わなければなりません。

ウ　個別の調査結果を公表すべきでないこと

医療機関が実施した調査結果や、センターが医療機関や遺族からの依頼に基づき実施した調査結果を、センターが公表することは規定されていません。よって、医療事故の個別事例の公表も行うべきではありません。

エ　通報の禁止

センターから行政機関への報告や警察への通報をするべきではありません。そのような根拠となる規定がないばかりか、医療安全の確保という本制度の目的に反し、センターが負う守秘義務にも違反するものだからです。

3）センター調査に係る事項

> **改正医療法**
>
> 第6条の17
>
> 医療事故調査・支援センターは、医療事故が発生した病院等の管理者又は遺族から、当該医療事故について調査の依頼があつたときは、必要な調査を行うことができる。
>
> 2　医療事故調査・支援センターは、前項の調査について必要があると認めるときは、同項の管理者に対し、文書若しくは口頭による説明を求め、又は資料の提出その他必要な協力を求めることができる。
>
> 3　第1項の管理者は、医療事故調査・支援センターから前項の規定による求めがあつたときは、これを拒んではならない。
>
> 4　医療事故調査・支援センターは、第1項の管理者が第2項の規定による求めを拒んだときは、その旨を公表することができる。
>
> **本通知**
>
> センター調査の依頼について
>
> ○医療事故が発生した医療機関の管理者又は遺族は、医療機関の管理者が医療事故としてセンターに報告した事案については、センターに対して調査の依頼ができる。
>
> ○院内事故調査終了後にセンターが調査する場合は、院内調査の検証が中心となるが、必要に応じてセンターから調査の協力を求められることがあるので病院等の管理者は協力すること。
>
> ○院内事故調査終了前にセンターが調査する場合は院内調査の進捗状況等を確認するなど、医療機関と連携し、早期に院内事故調査の結果が得られることが見込まれる場合には、院内事故調査の結果を受けてその検証を行うこと。各医療機関においては院内事故調査を着実に行うとともに、必要に応じてセンターから連絡や調査の協力を求められることがあるので病院等の管理者は協力すること。
>
> ○センター調査（・検証）は、「医療機関が行う調査の方法」で示した項目について行う。その際、当該病院等の状況等を考慮して行うこと。
>
> ○センターは医療機関に協力を求める際は、調査に必要かつ合理的な範囲で協力依頼を行うこととする。

ア　センター調査開始は管理者の発生報告が必須

　条文の順序からしても、また、センター調査が「医療事故」を前提としていることからも、また立法過程での厚労省による説明からも、改正医療法第6条の17の規定は、医療機関の管理者からセンターへの発生報告がされたことが前提となっています。

　なお、センター調査の依頼は、遺族又は当該医療従事者もしくは当該病院等の申し出に基づき当該病院等に一元化して行うこととします。期限は、院内調査結果の遺族への説明があった日から1か月以内とします。

イ　管理者又は遺族らによるセンター調査の依頼

　㋐院内調査実施中

　　院内調査を実施している最中は、発生報告から1年以内は、遺族はセンター調査を依頼することができないものとします。本制度は当該病院等の自主性・自律性に基づく院内調査を中心とするものだからです。ただし、発生報告から1年を超えて、合理的な理由なく院内調査が終了しない場合、遺族はセンター調査を依頼することができます。

なお、センターと医療機関が連携して調査を行う仕組みは本制度上ありません。

　④院内調査終了後

　遺族が「当該病院等を信用できない」ことや「院内調査の結果に納得がいかない」ことを理由とする場合には、既に、紛争状態にあるため、センター調査を依頼することができません。センターも、このような依頼を受託してはなりません。本制度は、医療安全の確保を目的とするもので、紛争解決や責任追及の目的ではないからです。

ウ　センター調査の内容

　センター調査は、院内調査が適切な手続きで行われたか否かを検証することに重点をおいて行うべきで、問題があるときには原則として院内調査の補充又はやり直しを行うべきとの結論を出すべきです。従って、自ら新たな調査を一から行うのは、院内調査結果に重大で明らかな誤りがあって、かつ、当該病院等自身ではやり直しが著しく困難であると当該病院等自身から申し出があったという特段の事情が存在する場合に限られるべきです。

エ　医療機関からの資料提供

　院内調査実施中で発生報告から1年以内は、センターからの調査協力の求めに対して、病院等の管理者はこれを正当な理由を示して拒むことが望まれます（そもそもこの場合センターは調査協力を求める必要がありません）。また、発生報告からやむを得ず1年を超えて院内調査を実施している場合も、調査協力の求めを拒むことができます。

　センターは、調査に必要な合理的な範囲の追加情報提供の依頼をすることができるものとします。なお、医療安全確保のための仕組みであることに鑑み、関係者のヒアリング情報その他の医療安全活動資料は、当該病院等からセンターへ提供しないものとすべきでしょう。

オ　センターの調査内容・結果

　⑦記載事項

　調査結果報告書には、診療経過の客観的な事実記載の検証結果を第一に記載します。原因分析については「個人の責任追及を行うものではないことに留意」し、再発防止策については「個人の責任追及とならないように注意」し、当該医療機関の状況及び管理者の意見を踏まえた上で記載せねばなりません。

　なお、当該病院等の実情にそぐわない医学的評価や再発防止策は、当該病院等や医療従事者に対する名誉毀損や業務妨害の結果を招くおそれもあるので、細心の注意を払うべきです。

　④秘匿性（匿名化・非識別化）

　調査結果報告書には、当該医療従事者名及び患者名は匿名化し、調査結果のみ記載することとして、その議論の経過や結果に至る理由は記載せず、再発防止策（改善策）も記載しないこととします。

　さらに、センターの調査結果報告書の記載情報は、医療従事者に関しては特定（ある情報が誰の情報であるかがわかること）できるものであってはならないことはもちろん、識別（ある情報が誰か一人の情報であることがわかること、つまり、ある情報が誰の情報であるかがわかるかは別にして、ある人の情報と別の人の情報を区別できること）のものであってもなりません。医療従事者に関して報告書に記載されるのは、識別特定情報や識別非特定情報であってはならず、非識別非特定情報である必要があります。

　なお、非識別化をするためには、他の情報との照合によっても識別できないものでなければなりません。「他の情報」とは、センターが入手しうる全ての情報（たとえば、医療機関ホームページや、診療録等の診療に関する記録その他のセンターに提出することがありうる資料、遺族からセンターが聴取しうる説明や提出を受けうる資料）を含みます。

　このような厳格な秘匿化の条文が置かれたのは、本制度がWHOドラフトガイドラインの求める

趣旨を高いレベルで実現しようとしているものということができます。

　逆にいうと、センターの報告書を用いて、特定事件についての報道や検察官、裁判所の判断材料になってはいけないということを意味していますし、そのような材料になるようなセンター報告書が作成されるようでは明らかに法の趣旨に反しているといえます。

　センターは、当該病院等、遺族、裁判所・検察庁・警察署・行政機関その他一切の公的機関、その他のいかなる者に対しても、調査結果報告書以外を開示できないものとします。調査結果報告書は、民事訴訟・行政事件訴訟・刑事訴訟・行政処分の証拠とすることができないし、センターはこれを公表することもできないものとします。

　関係者には、厳密な守秘義務が課されます。

㋒調査結果報告書事前確認（医療機関）

　センターは、調査結果報告の概要が整った時点で、当該病院等に対し、事前に告知してその確認を求め、当該医療従事者の意見を聴取し、これを調査結果報告書の記載に反映させなければなりません。

㋓遺族及び医療機関への報告

改正医療法

第 6 条の17

5　医療事故調査・支援センターは、第 1 項の調査を終了したときは、その調査の結果を同項の管理者及び遺族に報告しなければならない。

本通知

センター調査の遺族及び医療機関への報告方法・報告事項について

○センターは調査終了時に以下事項を記載した調査結果報告書を、医療機関と遺族に対して交付する。

- 日時/場所/診療科
- 医療機関名/所在地/連絡先
- 医療機関の管理者
- 患者情報（性別/年齢等）
- 医療事故調査の項目、手法及び結果
  - ・調査の概要（調査項目、調査の手法）
  - ・臨床経過（客観的事実の経過）
  - ・原因を明らかにするための調査の結果
  - ※調査の結果、必ずしも原因が明らかになるとは限らないことに留意すること。
  - ※原因分析は客観的な事実から構造的な原因を分析するものであり、個人の責任追及を行うものではないことに留意すること。
  - ・再発防止策
  - ※再発防止策は、個人の責任追及とならないように注意し、当該医療機関の状況及び管理者の意見を踏まえた上で記載すること。
- ○ センターが報告する調査の結果に院内調査報告書等の内部資料は含まない。

　センターから調査結果報告書を受け取った当該病院等は、主治医を基本として適切な者が遺族に対して調査結果報告書に基づき、その内容を説明しつつ報告するものとします。なお、主治医以外が説明する場合、事前に主治医の許可を必要とすべきです。

　なお、現在の一般社団法人日本医療安全調査機構の運用では、一般社団法人日本医療安全調査機構から、遺族らに直接、センター調査結果報告書に基づく説明を行っているとのことです。

４）センターが負う守秘義務・報告書の秘匿性

> **改正医療法**
>
> 第６条の21
>
> 医療事故調査・支援センターの役員若しくは職員又はこれらの者であつた者は、正当な理由がなく、調査等業務に関して知り得た秘密を漏らしてはならない。
>
> 第６条の22（参考）
>
> ２　前項の規定による委託を受けた医療事故調査等支援団体の役員若しくは職員又はこれらの者であった者は、正当な理由がなく、当該委託に係る業務に関して知り得た秘密を漏らしてはならない。
>
> 第86条
>
> ３　（略）第６条の21、第６条の22第２項、（略）の規定に違反した者は、１年以下の懲役又は50万円以下の罰金に処する。
>
> **本通知**
>
> 　センター調査結果報告書の取扱いについて
>
> ○本制度の目的は医療安全の確保であり、個人の責任を追及するためのものではないため、センターは、個別の調査報告書及びセンター調査の内部資料については、法的義務のない開示請求に応じないこと。
>
> ※証拠制限などは省令が法律を超えることはできず、立法論の話である。
>
> ○医療事故調査・支援センターの役員若しくは職員又はこれらの者であった者は、正当な理由がなく、調査等業務に関して知り得た秘密を漏らしてはならない。

　このような守秘義務の条文が置かれたのは、本制度がWHOドラフトガイドラインの求める趣旨を高いレベルで実現しようとしているものということができます。

５）公表について

> **改正医療法**
>
> 第６条の17
>
> ４　医療事故調査・支援センターは、第１項の管理者が第２項の規定による求めを拒んだときは、その旨を公表することができる。

　センターが公表できるのは、当該病院等の協力拒否に正当な理由がない場合に限り、その程度も何らの合理的な理由もなく悪質な場合に限ります。

　センターは、医療機関や管理者は原則として非公表とし、医療機関が協力を拒否した範囲の事項についてのみ公表することができるものとします。ただし、当該病院等や管理者に対する名誉毀損や業務妨害の結果を招くおそれが強いので、公表に先立って、センターは必ず弁明の聴取手続きを踏むとともに、当該病院等の弁明の要旨も併せて公表しなければなりません。

6）センター調査に伴う遺族及び医療機関の費用負担

> センター調査に伴う遺族及び医療機関の費用負担について（「検討会とりまとめ」）
>
> ○通知事項なし
>
> ○遺族がセンターに調査を依頼した際の費用負担については、遺族による申請を妨げることがないような額とすること。
>
> ○一方で、センターは民間機関であるため、納税額等から申請者の所得階層を認定することができないため、所得の多寡に応じた減免を行うことは難しいと考えられる。
>
> ○こうしたことから、所得の多寡に関わらず、負担が可能な範囲の額とすることとし、遺族がセンターに調査を依頼した際の費用負担については、一律とし、数万円程度とする。
>
> ○ 医療機関が依頼した際の費用負担は、実費の範囲内でセンターが今後定める。

7）センターが行う研修について

> **改正医療法**
>
> 第 6 条の16
>
> 四　医療事故調査に従事する者に対し医療事故調査に係る知識及び技能に関する研修を行うこと。
>
> **本通知**
>
> センターが行う研修について
>
> ○センターが行う研修については、対象者別に以下の研修を行う。
>
> 　①センターの職員向け：センターの業務（制度の理解、相談窓口業務、医療機関への支援等）を円滑に遂行するための研修
>
> 　②医療機関の職員向け：科学性・論理性・専門性を伴った事故調査を行うことができるような研修
>
> 　③支援団体の職員向け：専門的な支援に必要な知識等を学ぶ研修
>
> ○研修を行うに当たっては、既存の団体等が行っている研修と重複することがないよう留意する。
>
> ○研修の実施に当たっては、一定の費用徴収を行うこととし、その収入は本制度のために限定して使用する。

　医療機関ごとに事案の内容に応じて院内調査を行うべきことからも、研修について、まずは既存のものを活用すべきです。本通知上も、「既存の団体等が行っている研修と重複することがないよう留意」することとなっています。

8) センターが行う普及啓発について

> **改正医療法**
> 第6条の16
> 六　医療事故の再発の防止に関する普及啓発を行うこと。
>
> **本通知**
> センターが行う普及啓発について
> ○　集積した情報に基づき、個別事例ではなく全体として得られた知見を繰り返し情報提供する。
> ○　誤薬が多い医薬品の商品名や表示の変更など、関係業界に対しての働きかけも行う。
> ○　再発防止策がどの程度医療機関に浸透し、適合しているか調査を行う。

9) センターが備えるべき規定について

> **改正医療法**
> 第6条の18
> 医療事故調査・支援センターは、第6条の16各号に掲げる業務（以下「調査等業務」という。）を行うときは、その開始前に、調査等業務の実施方法に関する事項その他の厚生労働省令で定める事項について調査等業務に関する規程（次項及び第6条の26第1項第3号において「業務規程」という。）を定め、厚生労働大臣の認可を受けなければならない。これを変更しようとするときも、同様とする。
> 2　厚生労働大臣は、前項の認可をした業務規程が調査等業務の適正かつ確実な実施上不適当となつたと認めるときは、当該業務規程を変更すべきことを命ずることができる。
>
> **医療法施行規則**
> 第1条の13の5
> 法第6条の18第1項の厚生労働省令で定める事項は、次のとおりとする。
> 一　調査等業務を行う時間及び休日に関する事項
> 二　調査等業務を行う事務所に関する事項
> 三　調査等業務の実施方法に関する事項
> 四　医療事故調査・支援センターの役員の選任及び解任に関する事項
> 五　調査等業務に関する秘密の保持に関する事項
> 六　調査等業務に関する帳簿及び書類の管理及び保存に関する事項
> 七　前各号に掲げるもののほか、調査等業務に関し必要な事項
> 第1条の13の6
> 医療事故調査・支援センターは、法第6条の18第1項前段の規定により業務規程の認可を受けようとするときは、その旨を記載した申請書に当該業務規程を添えて、これを厚生労働大臣に提出しなければならない。
> 2　医療事故調査・支援センターは、法第6条の18第1項後段の規定により業務規程の変更の認可を受けようとするときは、次に掲げる事項を記載した申請書を厚生労働大臣に提出しなければならない。
> 一　変更の内容
> 二　変更しようとする年月日　　三　変更の理由

10) センターの事業計画等の認可・事業報告書の提出について

改正医療法

第 6 条の19

医療事故調査・支援センターは、毎事業年度、厚生労働省令で定めるところにより、調査等業務に関し事業計画書及び収支予算書を作成し、厚生労働大臣の認可を受けなければならない。これを変更しようとするときも、同様とする。

2　医療事故調査・支援センターは、厚生労働省令で定めるところにより、毎事業年度終了後、調査等業務に関し事業報告書及び収支決算書を作成し、厚生労働大臣に提出しなければならない。

医療法施行規則

第 1 条の13の 7

医療事故調査・支援センターは、法第 6 条の19第 1 項前段の規定により事業計画書及び収支予算書の認可を受けようとするときは、毎事業年度開始の一月前までに（法第 6 条の15第 1 項の指定を受けた日の属する事業年度にあつては、その指定を受けた後遅滞なく）、申請書に事業計画書及び収支予算書を添えて、これを厚生労働大臣に提出しなければならない。

2　医療事故調査・支援センターは、法第 6 条の19第 1 項後段の規定により事業計画書又は収支予算書の変更の認可を受けようとするときは、あらかじめ、変更の内容及び理由を記載した申請書を厚生労働大臣に提出しなければならない。

第 1 条の13の 8

医療事故調査・支援センターは、法第 6 条の19第 2 項の事業報告書及び収支決算書を毎事業年度終了後三月以内に貸借対照表を添えて厚生労働大臣に提出しなければならない。

11）センターの業務の休廃止の許可について
12）センターが備える帳簿について

改正医療法

第6条の20

医療事故調査・支援センターは、厚生労働大臣の許可を受けなければ、調査等業務の全部又は一部を休止し、又は廃止してはならない。

第6条の23

医療事故調査・支援センターは、厚生労働省令で定めるところにより、帳簿を備え、調査等業務に関し厚生労働省令で定める事項を記載し、これを保存しなければならない。

医療法施行規則

第1条の13の9

医療事故調査・支援センターは、法第6条の20の規定により許可を受けようとするときは、その休止し、又は廃止しようとする日の二週間前までに、次に掲げる事項を記載した申請書を厚生労働大臣に提出しなければならない。

一　休止又は廃止しようとする調査等業務の範囲

二　休止又は廃止しようとする年月日及び休止しようとする場合はその期間

三　休止又は廃止の理由

第1条の13の10

医療事故調査・支援センターは、法第6条の23の規定により、次項に掲げる事項を記載した帳簿を備え、これを最終の記載の日から三年間保存しなければならない。

2　法第6条の23の厚生労働省令で定める事項は、次のとおりとする。

一　法第6条の11第4項の規定により病院等の管理者から医療事故調査の結果の報告を受けた年月日

二　前号の報告に係る医療事故の概要

三　第一号の報告に係る法第6条の16第1項第1号の規定による整理及び分析結果の概要

13）医療事故調査・支援センターについての平成28年変更事項

医療事故調査・支援センターについて省令の変更はない。

平成28年6月24日医政総発0624第1号厚労省医政局総務課長通知

第二　医療事故調査・支援センターについて

1　医療事故調査・支援センターは、中央協議会に参画すること。

2　医療事故調査・支援センターは、医療事故調査制度の円滑な運用に資するため、支援団体や病院等に対し情報の提供及び支援を行うとともに、医療事故調査等に係る優良事例の共有を行うこと。

なお、情報の提供及び優良事例の共有を行うに当たっては、報告された事例の匿名化を行うなど、事例が特定されないようにすることに十分留意すること。

3　医療事故調査・支援センターは、第1の5の研修を支援団体等連絡協議会と連携して実施すること。

4　遺族等からの相談に対する対応の改善を図るため、また、当該相談は病院等が行う院内調査等への重要な資料となることから、医療事故調査・支援センターに対して遺族等から相談があった場

　　合、法第6条の13第1項に規定する医療安全支援センターを紹介するほか、遺族等からの求めに
　　応じて、相談の内容等を病院等の管理者に伝達すること。

5　医療事故調査・支援センターは、医療事故調査報告書の分析等に基づく再発防止策の検討を充実
　　させるため、病院等の管理者の同意を得て、必要に応じて、医療事故調査報告書の内容に関する
　　確認・照会等を行うこと。

　なお、医療事故調査・支援センターから医療事故調査報告書を提出した病院等の管理者に対して確
認・照会等が行われたとしても、当該病院等の管理者は医療事故調査報告書の再提出及び遺族への再
報告の義務を負わないものとする。

14）医療事故調査・支援センターについて

　医療事故調査・支援センター（以下、センターという）は、医療事故調査等支援団体等連絡協議会
の「中央協議会」に参画することとされました。センターは医療事故調査制度の円滑な運用に資する
ため、支援団体や病院等に対し情報の提供及び支援を行うとともに、医療事故調査等に係る優良事例
の共有を行うとされましたが、この項目は若干の解説が必要でしょう。図13−1は、センター業務に
関するポンチ絵です。センターは図13−1左の複数の病院等からのセンター報告の情報を整理分析
し、図13−1右の複数の病院等（センター報告を行った病院等のみ）に再発防止策等をフィードバッ
クする仕組みとなっていました（図13−1）。2016年（平成28年）6月24日の見直しにより、これが
若干修正されました。再発防止策等の広く役立つ情報を図13−2右の、センター報告を行った医療機
関（a）のみではなく、支援団体やその他の病院等（b）にも情報提供できるようになったのです。
センターが「医療事故の再発防止に向けた提言」として配布している小冊子はこの規定に基づくもの
と言えましょう。しかし、注意すべきは、なお書きにあるように、事例の匿名化を行うなど、事例が
特定されないように留意するよう明記されていることです。見直しによる変更で、個別事例の検討が
可能になったかのように誤解している人がいるようですが、これまで通り、センターは複数病院等か
らの報告例の分析を行い、共通する再発防止策を見つけるという本来の業務に変更はありません。セ
ンターの使命は数を集めることではなく、適切な共通した再発防止策を見つけることと言うべきで
しょう。

　センターに遺族等から相談があった場合には、センターは医療安全支援センター（改正医療法第6
条の13第1項）を紹介します。遺族等から求めがあれば、相談の内容を病院等の管理者に伝達します
が、センター業務はあくまでも「管理者に伝達」するのみであり、センター報告等を促してはなりま
せん。このことは、医療現場がしっかりと認識し、センターの暴走を許してはなりません。また、セ
ンターから「伝達」があった場合、放置することなく、直ちに遺族等に連絡をとり、再度、説明を行
い、理解を得るように努めるべきでしょう。センターが決して病院等に優越した立場にあるのではな
いことを認識しておくべきです。

　センターは、必要に応じて、医療事故調査報告書の内容について、確認・照会等ができますが、こ
れには、あくまでも管理者の同意が必要です。また、なお書きにあるように、センターから確認・照
会等が行われたとしても、医療事故調査報告書の再提出及び遺族への再報告の義務はありません。

図13－1　センター業務図

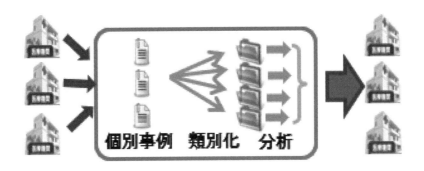

図13－2　センター業務図平成28年6月24日制度見直し後センター業務ポンチ絵
複数病院等からのセンター報告事例を類別化・分析し、共通する再発防止策がある場合には、センター報告を行った複数の病院等のみに再発防止策をフィードバックする仕組み（a）から、支援団体やその他病院等（b）にも情報提供できることとなった。

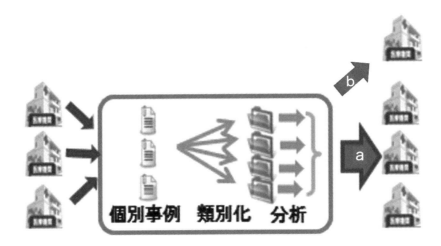

14. 平成 28 年 6 月 24 日の医療事故調査制度見直し

1）日本医療法人協会「医療事故調運用ガイドライン」

　医療事故調査制度の省令・通知の発出、厚労省の医療事故調査制度に関するＱ＆Ａ（平成27年５月25日）の公表を受け、日本医療法人協会医療事故調運用ガイドライン作成委員会は、医療事故調査制度の現場での運用のためのガイドラインを作成しました。「医療事故調査制度の施行に係る検討会」とりまとめに沿い、法令に沿って、現場目線のガイドラインとしました。このガイドラインは、日本医療法人協会医療事故調運用ガイドライン作成委員会編「医療事故調運用ガイドライン」（へるす出版）として出版されています。このガイドラインは、臨床現場の医療従事者が判断に迷わないように、また、この医療事故調査制度が臨床現場に過剰な負担を与えないように、改正医療法の条文を原則論から解説するとともに、この医療事故調査制度の実施・運用のあり方について提言を行ったものです。また、本ガイドラインは全国の裁判所に寄贈され、蔵書となっています。

　医療事故調査制度は、2015年（平成27年）９月28日に厚労省医療事故調査制度に関するQ&Aが更新され、同年10月１日に施行されました。改正医療法附則第２条第２項の規定により、医療事故調査制度は、2016年（平成28年）６月24日には、「見直し」が行われました。

2）医療事故調査制度の見直し等に関するワーキングチーム

　2016年（平成28年）、自民党内に「医療事故調査制度の見直し等に関するワーキングチーム（WT)」が設置されます。改正医療法の附則第２条第２項に法律の公布後２年以内に制度「見直し」が決まっているとしてWTが設置されたのです。この改正医療法附則第２条第２項には、次のように記載されています。「政府は、医療事故調査の実施状況等を勘案し、医師法第21条の規定による届け出及び医療事故調査・支援センターの在り方を見直すこと等について検討を加え、その結果に基づき、この法律の公布後２年以内に法制上の措置その他の必要な措置を講ずるものとする。」

　附則第２条第２項は、医療事故調査・支援センターの在り方を見直すと記載されています。2016年（平成28年）６月９日、自民党政務調査会、社会保障制度に関する特命委員会、医療に関するプロジェクトチーム、医療事故調査制度の見直し等に関するワーキングチーム（自民党WT）合同で、「医療事故調査制度等に関する見直しについて」（とりまとめ）が公表されます。このとりまとめは、同日開催の社会保障審議会医療部会の了承を受け、同日付けで省令案のパブリックコメントが出されました。６月24日には、医療法施行規則及び医政局総務課長通知が発出されました。

　2016年（平成28年）６月24日、自民党WTとりまとめを受けて、医療法施行規則及び総務課長通知が発出されました。この医療事故調査制度見直し（省令・通知）の詳細については次項で解説したいと思いますが、強調しておきたいことは、改正医療法附則第２条第２号の規定に基づく、「医療事故調査制度見直し」は、2016年（平成28年）６月24日に既に行われており、この「見直し」は、リーゾナブルな内容であったということです。医師法第21条問題も解決しました。附則第２条第２項で未だ積み残しがあるとすれば、医療事故調査・支援センターの在り方の見直しであり、現在センターとしての指定を受けている日本医療安全調査機構がセンター機能を担うことが適切か否かということでしょう。

3）省令、通知について

厚労省医政局長通知（医政発0624第３号（省令事項))

（1）病院等の管理者が行う医療事故の報告関係

　病院等の管理者は、法第６条の10第１項の規定による報告を適切に行うため、当該病院等における

14. 平成28年6月24日の医療事故調査制度見直し

死亡及び死産の確実な把握のための体制を確保するものとすること。（医療法施行規則第1条の10の2第4項関係）

（2）医療事故調査等支援団体による協議会の設置関係

1．法第6条の11第2項に規定する医療事故調査等支援団体（以下「支援団体」という。）は、同条第3項の規定による支援（以下「支援」という。）を行うに当たり必要な対策を推進するため、共同で協議会（以下「協議会」という。）を組織することができるものとすること。（医療法施行規則第1条の10の5第1項関係）

2．協議会は、1の目的を達するため、病院等の管理者が行う法第6条の10第1項の報告及び医療事故調査の状況並びに支援団体が行う支援の状況の情報の共有及び必要な意見の交換を行うものとすること。（医療法施行規則第1条の10の5第2項関係）

3．協議会は、2の情報の共有及び意見の交換の結果に基づき、以下の事項を行うものとすること。（医療法施行規則第1条の10の5第3項関係）

（1）病院等の管理者が行う法第6条の10第1項の報告及び医療事故調査並びに支援団体が行う支援の円滑な実施のための研修の実施

（2）病院等の管理者に対する支援団体の紹介

厚労省医政局総務課長通知（医政総発0624第1号）

（1）支援団体等連絡協議会について

1　改正省令による改正後の医療法施行規則（昭和23年厚生省令第50号）第1条の10の5第1項の規定に基づき組織された協議会（以下「支援団体等連絡協議会」という。）は、地域における法第6条の11第2項に規定する支援（以下「支援」という。）の体制を構築するために地方組織として各都道府県の区域を基本として1か所、また、中央組織として全国に1か所設置されることが望ましいこと。

2　各都道府県の区域を基本として設置される地方組織としての支援団体等連絡協議会（以下「地方協議会」という。）には、当該都道府県に所在する法第6条の11第2項に規定する医療事故調査等支援団体（支援団体を構成する団体を含む。以下「支援団体」という。）が、全国に設置される中央組織としての支援団体等連絡協議会（以下「中央協議会」という。）には、全国的に組織された支援団体及び法第6条の15第1項の規定により厚生労働大臣の指定を受けた医療事故調査・支援センター（以下「医療事故調査・支援センター」という。）が参画すること。

3　法第6条の11第2項の規定による、医療事故調査（同条第1項の規定により病院等の管理者が行う、同項に規定する医療事故調査をいう。以下同じ。）を行うために必要な支援について、迅速で充実した情報の共有及び意見の交換を円滑かつ容易に実施できるよう、専門的事項や個別的、具体的事項の情報の共有及び意見の交換などに際しては、各支援団体等連絡協議会が、より機動的な運用を行うために必要な組織を設けることなどが考えられること。

4　各支援団体等連絡協議会は、法第6条の10第1項に規定する病院等（以下「病院等」という。）の管理者が、同項に規定する医療事故（以下「医療事故」という。）に該当するか否かの判断や医療事故調査等を行う場合に参考とすることができる標準的な取扱いについて意見の交換を行うこと。

なお、こうした取組は、病院等の管理者が、医療事故に該当するか否かの判断や医療事故調査等を行うものとする従来の取扱いを変更するものではないこと。

5　改正省令による改正後の医療法施行規則第1条の10の5第3項第1号に掲げる病院等の管理者が行う報告及び医療事故調査並びに支援団体が行う支援の円滑な実施のための研修とは、地方協議

　会又は中央協議会が、それぞれ病院等の管理者及び当該病院等で医療事故調査に関する業務に携わる者並びに支援団体の関係者に対して実施することを想定していること。

6　改正省令による改正後の医療法施行規則第1条の10の5第3項第2号に掲げる病院等の管理者に対する支援団体の紹介とは、地方協議会が、各都道府県内の支援団体の支援窓口となり、法第6条の10第1項の規定による報告を行った病院等の管理者からの求めに応じて、個別の事例に応じた適切な支援を行うことができる支援団体を紹介することをいうこと。

7　その他、支援団体等連絡協議会の運営において必要な事項は、各支援団体等連絡協議会において定めることができること。

（2）医療事故調査・支援センターについて

1　医療事故調査・支援センターは、中央協議会に参画すること。

2　医療事故調査・支援センターは、医療事故調査制度の円滑な運用に資するため、支援団体や病院等に対し情報の提供及び支援を行うとともに、医療事故調査等に係る優良事例の共有を行うこと。

　なお、情報の提供及び優良事例の共有を行うに当たっては、報告された事例の匿名化を行うなど、事例が特定されないようにすることに十分留意すること。

3　医療事故調査・支援センターは、第1の5の研修を支援団体等連絡協議会と連携して実施すること。

4　遺族等からの相談に対する対応の改善を図るため、また、当該相談は病院等が行う院内調査等への重要な資料となることから、医療事故調査・支援センターに対して遺族等から相談があった場合、法第6条の13第1項に規定する医療安全支援センターを紹介するほか、遺族等からの求めに応じて、相談の内容等を病院等の管理者に伝達すること。

5　医療事故調査・支援センターは、医療事故調査報告書の分析等に基づく再発防止策の検討を充実させるため、病院等の管理者の同意を得て、必要に応じて、医療事故調査報告書の内容に関する確認・照会等を行うこと。

　なお、医療事故調査・支援センターから医療事故調査報告書を提出した病院等の管理者に対して確認・照会等が行われたとしても、当該病院等の管理者は医療事故調査報告書の再提出及び遺族への再報告の義務を負わないものとすること。

（3）病院等の管理者について

1　改正省令による改正後の医療法施行規則第1条の10の2に規定する当該病院等における死亡及び死産の確実な把握のための体制とは、当該病院等における死亡及び死産事例が発生したことが病院等の管理者に遺漏なく速やかに報告される体制をいうこと。

2　病院等の管理者は、支援を求めるに当たり、地方協議会から支援団体の紹介を受けることができること。

3　遺族等から法第6条の10第1項に規定される医療事故が発生したのではないかという申し出があった場合であって、医療事故には該当しないと判断した場合には、遺族等に対してその理由をわかりやすく説明すること。

（4）医療安全支援センターについて

　医療安全支援センターは、医療事故に関する相談に対しては、「医療安全支援センター運営要領について」（平成19年3月30日付け医政発0330036号）の別添「医療安全支援センター運営要領」4（2）④「相談に係る留意事項」に留意し、対応すること。

4）平成28年 6 月24日発、省令・通知の意味するもの

　2016年（平成28年）6 月24日の省令・通知は、同年 6 月 9 日の自民党とりまとめ「医療事故調査制度等に関する見直しについて」を受けて出されました。厚労省としては、この自民党とりまとめに述べられていることや主要文言を省令・通知に盛り込むことに心を砕いたことと思われます。この自民党とりまとめの発想は多分に第三次試案・大綱案の考えを引きずっていたからです。すなわち、制度として、センターを頂点としてトップダウンで「知らしめる」的な考えです。今回の医療事故調査制度はパラダイムシフトしたものであることは既に述べてきました。今回の制度はボトムアップの制度であり、医療現場を中心とした制度です。第三次試案・大綱案が「センター調査中心」の制度であったとすれば、改正医療法の医療事故調査制度は「院内調査中心」の制度です。すべての基本が、医療現場の判断、裁量、調査に置かれているのです。この医療現場中心の制度に自民党とりまとめをそのまま導入しては、まさに「木に竹を接ぐ」結果となりかねません。制度見直しの議論の中心はこの考え方、すなわち、改正医療法の医療事故調査制度の趣旨に自民党とりまとめの文言をどのように整合させるかということでした。その結果、厚労省苦心の妥当な見直しとなったというべきです。

　医療関係者から、医政局長通知第（1）の「病院等の管理者が行う医療事故の報告関係」が厳しい規定であると批判が出ました。しかし、厳しい規定のように見えますが、見方を変えると、各医療機関の自主性で判断できるように、医療機関のガバナンス強化を謳っていると言えましょう。院内中心の制度、すなわち、医療機関の自立、自律の仕組みの根幹を提示しているものと考えることができます。かといって、多忙な医療現場に過度の負担を強いてはなりません。この解決手段として、我々は「死亡全例チェックシート」（次項に記述）の作成を提唱しました。この「死亡全例チェックシート」の整備が「医療現場中心主義」の基本となるものです。医療事故に該当するか否かは管理者の判断であり、「医療起因性」要件と「予期しなかった死亡」要件の両者ともを満たす部分を「医療事故」と判断し、それ以外のものは、「医療事故」ではないと判断しなければなりません。この判断基準は制度見直しによっても何ら変わっていません。しかし、正しく判断されたとしても、制度を理解せぬ人々に中傷される可能性が残ります。これに自信を以て理解を求めるためには、この省令で規定された「当該病院等における死亡及び死産の確実な把握のための体制の確保」を管理者は図らなければなりません。この体制の整備が、「死亡全例チェックシート」の整備であると我々は提言しているのです。

　医政局長通知（省令）の第（2）では「医療事故調査等支援団体による協議会の設置関係」が記載されています。1．支援団体は共同で協議会を組織することができます。（総務課長通知で、この協議会は、「中央協議会」と「地方協議会」の 2 種類が設置されることとなり、「中央協議会」には、センターが参画することとされました。）2．この協議会の仕事は、センター報告及び医療事故調査の状況並びに支援団体が行う支援の状況の情報の共有及び意見の交換です。センター報告、医療事故調査の状況、支援団体からの支援状況につき、情報を共有し、意見の交換を行うものです。何ら「現場に干渉する組織」ではありません。3．協議会は、この情報の共有や意見の交換を行うことによって、（1）センター報告、院内調査、支援団体の支援の円滑な実施のための研修の実施が義務付けられています。（2）協議会は管理者に支援団体の紹介を行う仕組みとなっています。これだけ見てくれば、まさに、医療現場の判断が基本であり、周囲のセンターや支援団体がこれをサポートする形になっています。現場が判断するに当たって、情報提供、適切なアドバイスを行い、その現場が自立的、自律的に成長する姿を見守るのがセンターや支援団体の仕事であると言えましょう。

　これらが適切に運用されることにより、医療法の医療事故の定義に基づく「医療事故」は確実に減少することでしょう。

支援団体等連絡協議会について

　連絡協議会は、各都道府県に1か所、中央組織として全国に1か所を想定されています。

　地方協議会には、医療事故調査等支援団体（支援団体を構成する団体を含む）と丁寧に記載されています。例えば、日本医療法人協会は厚労省告示で支援団体に指定されています。鹿児島県に存在する日本医療法人協会鹿児島県支部（鹿児島県医療法人協会）も支援団体であるということです。当然、地方協議会のメンバーとなります。中央協議会には全国組織の支援団体とセンターが参画します。ちなみに、日本医療法人協会は中央協議会のメンバーです。

　管理者が、医療事故に該当するか否かの判断をする場合や、院内調査を行う場合に参考とすることができる標準的な取扱いについて意見の交換を行うと書かれています。これは、医療事故該当性について意見の交換を行い、医療事故調査を行う際に参考となるような「標準的な取扱い」があれば支援団体等連絡協議会は、意見の交換を行うということであり、決して「標準化」を行うために意見の交換を行うのではありません。「標準的な取扱い」があれば事故調査の際に参考となるので、「標準的な取扱い」があるか否か意見の交換を行うのです。

　重要なことは、なお書きで、病院等の管理者が、医療事故に該当するか否かの判断や医療事故調査等を行うものとする従来の取り扱いを変更するものではないと明示し、判断の主体が管理者であることを再確認していることです。

医療事故調査・支援センター（センターという）について

　センターは、省令で規定された医療事故調査等支援団体等連絡協議会の「中央協議会」に参画することとされました。センターは支援団体や病院等に対し情報の提供及び支援を行うとともに、医療事故調査等に係る優良事例の共有を行うとされました。前述のように図13−1は、センター業務に関するポンチ絵です。センターは図13−1左の複数の病院等からのセンター報告の情報を整理分析し、図13−1右の複数の（センター報告を行った）病院等（のみ）に再発防止策等をフィードバックする仕組みとなっていました。見直しにより、再発防止策等の広く役立つ情報を図13−2右の、センター報告を行った医療機関（a）のみではなく、支援団体やその他の病院等（b）にも情報提供できるように変更されました。広く再発防止に資するようにしたいということから、このような通知による変更となったのです。この際、事例の非識別化を行うなど、事例が特定されないように留意する必要があります。

　センターに遺族等から相談があった場合、医療安全支援センターを紹介します。遺族等から求めがあれば、相談の内容を病院等の管理者に伝達しますが、センター業務はあくまでも「管理者に伝達」するのみであり、センター報告等を促してはなりません。また、センターから「伝達」があった場合には、放置することなく、直ちに遺族等に連絡をとり、再度、説明を行い、理解を得るように努めるべきです。

　センターは、必要に応じて、医療事故調査報告書の内容について、確認・照会等ができますが、これには、あくまでも管理者の同意が必要です。また、センターから確認・照会等が行われたとしても、医療事故調査報告書の再提出及び遺族への再報告の義務はありません。制度をしっかりと理解し、周囲の声に流されないようにしましょう。

病院等の管理者について

　省令・通知で管理者の義務が強化されました。省令でいう「死亡及び死産の確実な把握のための体制」とは、当該病院で死亡及び死産事例が発生したことが全て管理者に速やかに報告される体制です。

　また、管理者が、医療事故調査制度の「医療事故」に該当しないと判断し、センターに報告しなかった事例について、遺族等から「医療事故が発生したのではないか」「センターに報告すべきではないか」等の申し出があった場合は、遺族等に「医療事故」に該当しない理由、センターに報告しない理由をわかりやすく説明することが求められました。これらは、今回の制度は現場中心の制度であることを明確にし、現場での確実な対応を求めたものと言えます。この項は、2016年（平成28年）6月24日見直しの最重要ポイントです。同様の趣旨は、今回の見直しで誤解を生じないよう、前述のなお書きで、「病院の管理者が、医療事故に該当するか否かの判断や医療事故調査等を行うものとする従来の取扱いを変更するものではない」としているところにも表れています。医療事故調査制度は、医療現場中心の制度であり、医療現場の自立・自律の制度であると言うべきです。

医療安全支援センターについて

　この制度は以前から患者相談窓口として医療法第 6 条の13の規定に基づき設置されている制度です。今般センターが遺族等へ相談窓口として紹介することを踏まえて、取扱いを記した通知です。従来の取扱いに変更はありません。

15. 必要な規定の整備と組織構成

　2016年（平成28年）6 月24日、省令・通知が発出され、医療事故調査制度の見直しが行われました。改正された医療法施行規則で「病院等の管理者は、……当該病院等における死亡及び死産の確実な把握のための体制を確保するものとすること」と管理者の義務が謳われ、同通知においても「当該病院等における死亡及び死産の確実な把握のための体制とは、当該病院等における死亡及び死産事例が発生したことが病院等の管理者に遺漏なく速やかに報告される体制をいう」と書かれています。改正された省令・通知により医療事故調査制度は強化されましたが、多忙な医療現場でこれらの義務は負担が大きいと思われます。これを効率よく確実に行うために、私たちが推奨しているのが、死亡全例チェックシート（図15－1）の作成です。記入例も提示しておきますので、個々の医療現場の状況に合わせて改変してご使用ください。

図15－1　死亡全例チェックシート1／2

医療事故調査制度対応　死亡（全例）チェックシート　　　　（内部資料）

1．症例分類

死亡整理番号	西暦　　　　年　　　　　号
カルテ番号	
患　者　名	
死亡年月日	西暦　　　年　　月　　日　　時　　分
医療記録集積	診療録，看護記録，検査結果，レセプト，死亡診断書（死体検案書）心電図，レントゲンフィルム，処方箋，その他（　　　　　　　　）

2．医療事故該当性のチェック
　（1）死亡の予期
　　①予期していた死亡　　　（ⅰ）医療記録に記載（診療録，看護記録，　　　　　　）
　　　　　　　　　　　　　　（ⅱ）患者・家族に説明（病状説明書，同意書，　　　　）
　　　　　　　　　　　　　　（ⅲ）当該医療従事者事情聴取（西暦　　　年　　月　　日）
　　② 予期しなかった死亡

　（2）死亡の医療起因性
　　①医療に起因した死亡
　　　（ⅰ）検査等　　（　　　　　　　　　）（ⅲ）その他　（　　　　　　　）
　　　（ⅱ）治療　　　（　　　　　　　　）

　　②医療に起因しない死亡
　　　（ⅰ）施設管理　（　　　　　　　）（ⅵ）転倒・転落（　　　　　　　）
　　　（ⅱ）併発症　　（　　　　　　　）（ⅶ）誤嚥　　　（　　　　　　　）
　　　（ⅲ）原病の進行（　　　　　　　）（ⅷ）隔離・身体的拘束・身体抑制
　　　（ⅳ）自殺　　　（　　　　　　　）　　　　　　（　　　　　　　）
　　　（Ⅴ）療養　　　（　　　　　　　）（ⅸ）その他　（　　　　　　　）

3．医療事故の判断（該当・非該当・保留）　（西暦　　　年　　月　　日）
　　　保留の場合
　　　　医療安全管理委員会の意見聴取
　　　　医療事故判定等委員会の開催

4．対応
　（1）医療事故調査・支援センターへの報告（　要・　不要・　保留　）

　（2）遺族への医療事故該当・非該当判断の説明（　要・　不要・　済　）

　（3）院内調査・事例検証（　要・　不要　）

5．結論

　　　　　（医療安全担当者）西暦　　　　年　　　月　　　日
　　　　　（医療安全管理者）西歴　　　　年　　　月　　　日
　　　　　（院　　　　長）西暦　　　　年　　　月　　　日

　　　　　　　　医療法人○○○　　○○○病院

図15－1　死亡全例チェックシート２／２（記入例）

医療事故調査制度対応　死亡（全例）チェックシート　　　　（内部資料）

１．症例分類

死亡整理番号	西暦 2017　年　　1　号
カルテ番号	No〇〇〇〇
患　者　名	医法協子
死亡年月日	西暦　2017　年　1　月　5　日　　9　時　5　分
医療記録集積	診療録, 看護記録, 検査結果, セプト, 死亡診断書,（死体検案書） 心電図, レントゲンフィルム, 処方箋, その他（　　　　　　　　）

２．医療事故該当性のチェック
　（１）死亡の予期
　①予期していた死亡　　　　（ⅰ）医療記録に記載（診療録, 看護記録,　　　　　　　）
　　　　　　　　　　　　　　（ⅱ）患者・家族に説明（病状説明書, 同意書　　　　　　）
　　　　　　　　　　　　　　（ⅲ）当該医療従事者事情聴取（西暦 2017 年 1 月 15 日）

　　② 予期しなかった死亡

　（２）死亡の医療起因性
　　①医療に起因した死亡
　　　（ⅰ）検査等　　（　　　　　　　　　）（ⅲ）その他　　（　　　　　　　　　）
　　　（ⅱ）治療　　　（　　　　　　　　　）

　　②医療に起因しない死亡
　　　（ⅰ）施設管理　（　　　　　　　）（ⅵ）転倒・転落（　　　　　　　　　）
　　　（ⅱ）併発症　　（　　　　　　　）（ⅶ）誤嚥　　　（　　　　　　　　　）
　　　（ⅲ）原病の進行（　胃がん　　　）（ⅷ）隔離・身体的拘束・身体抑制
　　　（ⅳ）自殺　　　（　　　　　　　）　　　　　　　　（　　　　　　　　　）
　　　（Ⅴ）療養　　　（　　　　　　　）（ⅸ）その他　　（　　　　　　　　　）

３．医療事故の判断（該当・非該当・保留）　　（西暦　2017　年　1　月　15　日）
　　　保留の場合
　　　　医療安全管理委員会の意見聴取
　　　　医療事故判定等委員会の開催

４．対応
　（１）医療事故調査・支援センターへの報告　（　要・不要　保留　）

　（２）遺族への医療事故該当・非該当判断の説明　（　要・不要　済　）

　（３）院内調査・事例検証　（　要・不要　）

５．結論
　　　　　終了　　（又は　要遺族への説明）

　　　　　（医療安全担当者）西暦　2017　年　1　月　20　日
　　　　　（医療安全管理者）西暦　2017　年　1　月　20　日
　　　　　（院　　　　長）西暦　2017　年　1　月　31　日

　　　　　　　　医療法人医法会　　安調部病院

医療事故調査制度の報告対象外の事例でも、医療安全の観点から、死亡事例のみならずヒヤリ・ハット事例も含め検討することが重要な場合もあると考えられます。これらの事例は、日本医療機能評価機構の報告制度を活用することが有用と考えられます。我々は図15－2のように、医療事故調査制度対象外の事例であっても必要なものは医療機能評価機構の医療事故情報収集等事業に報告することによって広く再発防止に役立つと考えています。

図15－2　再発防止策の検討・対策の流れ

再発防止策の検討・対策の流れ

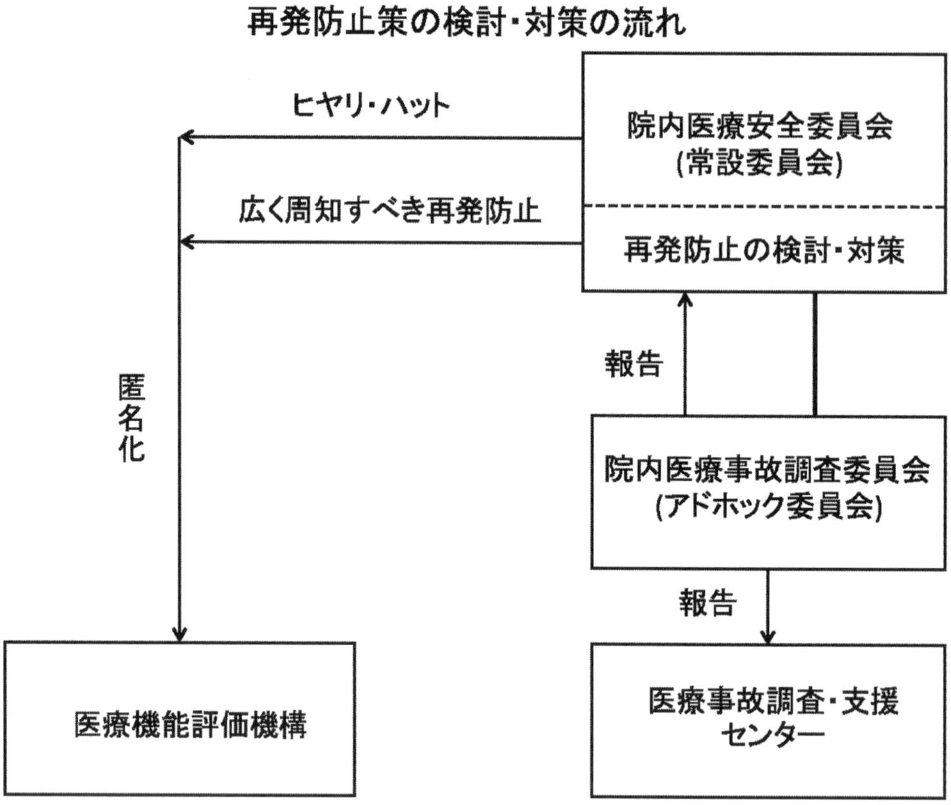

＊院内医療事故調査委員会から院内医療安全委員会への報告は医療法施行規則・厚労省医政局長通知に基づくものです。

> ・再発防止策は、上部機関である常設の院内医療安全委員会で検討。実行可能なものから、順次改善を行う。
> ・広く周知すべき再発防止策については、匿名化した上で、他のヒヤリ・ハット事例とともに医療機能評価機構などに報告するシステムが望ましい。

繰り返し記しているように、今回の医療事故調査制度は、我が国全体の医療安全のレベルを上げるためのものであり、決して責任追及の制度ではありません。また、責任追及の結果を招いてはなりません。一方、我が国の法制度の下では、報告書の全部又は一部が流出することを制度上完全に防ぐことは難しいと言わざるを得ません。このような現実を考慮して院内の組織構成・規定等を整備するとともに、院内医療事故調査に当たっては、報告書と内部資料を分けて記載する必要があると思われます。

　図15−3に院内の組織構成例を示します。医療安全委員会は常設の委員会です。院内調査が必要となった場合には、管理者直轄あるいは医療安全委員会の下にアドホックな委員会として医療事故調査委員会を立ち上げます。常設の医療安全委員会と医療事故調査委員会の委員長は同一である必要はありません。発生した事故の性質を勘案して管理者が適切な人を任命します。もちろん同一人でも差し支えありません。医療事故調査制度の報告対象か否か不明の段階では、名称の混乱を避けるために、とりあえず事例検討（又は検証）委員会として立ち上げるのがいいかもしれません。必要に応じて医療事故調査委員会に名称変更することも可能です。医療事故調査委員会（又は事例検討（又は検証）委員会）は報告書を直接あるいは医療安全委員会を経由して管理者に提出します。報告書作成に当たっては個人情報に注意し、報告書と内部資料（個人的意見、ヒアリング内容等）を区別しておくべきでしょう。院内の事故調査委員会からの報告書を受け取った管理者は、事務局・顧問弁護士等と協議の上、必要な修正を加え、非識別加工した報告書をセンターに提出します。もちろん、これら報告書が外部に流出しないように細心の注意が必要なことは言うまでもありません。

　その他、院内で整備が望まれる規定・書式例を記載しておきますので、参考にしてください。

図15−3　院内組織図（一例）

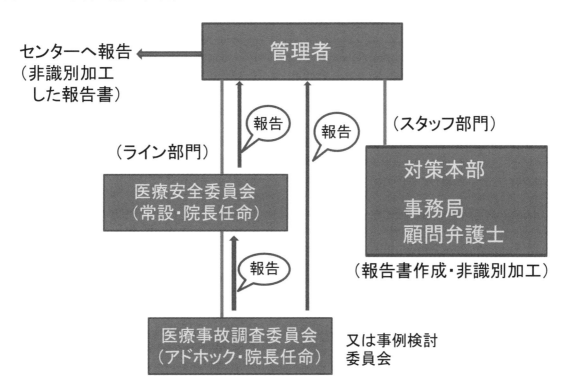

医療安全委員長と医療事故調査委員長は
同一人である必要はない。

15. 必要な規定の整備と組織構成

入院診療計画書

入 院 診 療 計 画 書

(患者氏名) ＿＿＿＿＿＿＿＿＿＿ 殿　　　　令和　　年　　月　　日

病棟（病室）	
主治医/看護師以外の担当者	
在宅復帰支援担当者名	
病名 （他に考え得る病名）	
症状	
治療計画	
検査内容及び日程	
手術内容及び日程	
推定される入院期間	
特別な栄養管理の必要性	有 ・ 無 （どちらかに○）
その他 ・看護計画 ・リハビリテーション等の計画	
在宅復帰支援計画＊	
総合的な機能評価◇	

□　あなたのこれまでの臨床経過から、本入院中にあなたが死亡することがあり得ます。
　（死亡することがあり得ると主治医が判断した場合、左のボックスにチェックを入れてください）
注）病名等は現時点で考えられるもので、今後の検査等を進めていくに従い変わり得ます。
注）入院期間については、現時点で予想されるものです。
注）＊印は地域包括ケア病棟入院料（入院医療管理料）を算定する患者の場合必ず記入すること
注）◇印は、総合的な機能評価を行った患者について、評価結果を記載すること

（主治医氏名）＿＿＿＿＿＿＿＿＿＿＿＿

（看護師氏名）＿＿＿＿＿＿＿＿＿＿＿＿

（本人・家族）＿＿＿＿＿＿＿＿＿＿＿＿

手術・処置・検査・輸血等の説明・同意書

手術・処置・検査・輸血等の説明・同意書

　通常の説明・同意書の病状、術式の説明、メリット及びデメリットの説明の後に、以下の項目を入れておくことが考えられます。
　そのうえで、主治医の判断で、臨床経過から死亡することがあり得ると判断した場合、左のボックスにチェックを入れ、患者・家族に説明してください。

□　あなたのこれまでの臨床経過から、本手術後（もしくは処置・検査・輸血
　後）にあなたが死亡することがあり得ます。

医療事故発生報告（医療法第6条の10第1項）

医療事故発生報告（医療法第６条の１０第１項）

令和〇〇年〇月〇〇日

医療事故調査・支援センター　御中

医療機関名
所在地

連絡先　TEL：
　　　　FAX：
管理者氏名

　当院管理者は，医療法第６条の１０上の「医療事故」が発生したと判断しましたので，同条に基づき以下のとおり貴センターに報告します。

　なお，本文書は医療安全の確保を目的とするもので，組織及び個人の責任の追及を目的とするものではありません。当院は，貴センターに対し，貴センターの守秘義務及び WHO ドラフトガイドラインが求める秘匿性の確保を順守し，本文書を遺族，行政庁・捜査機関を含む第三者に開示しないことを強く要請します。

１．患者情報
　⑴　性別（男・女）
　⑵　年齢：　　　　才
　⑶　その他

２．死亡の状況
　⑴　死亡日時：　　　　年　　　月　　　日
　⑵　死亡場所：
　⑶　医療を提供した診療科：
　⑷　疾患名：
　⑸　臨床経過（客観的事実の経過）：
　※注　報告時点で把握している範囲で記載しています。
　※注　報告時点で不明な事項については不明と記載しています。
　※注　特に臨床経過の記載の際，職員個人が本報告書と他の情報（病院ホームページや職員リストなど）を踏まえても識別できないようにする必要があります（参照：医療法施行規則第１条の１０の４第２項柱書）。

３．医療事故調査の実施計画の概要
　⑴　予定される期間：
　⑵　調査内容：
　※注　報告時点での予定で記載しています。未定であれば検討中と記載しています。

４．その他

以上

医療事故調査報告（医療法第 6 条の11第 4 項）

医療事故調査報告（医療法第６条の１１第４項）

令和〇年〇月〇〇日

医療事故調査・支援センター　御中

医療機関名
所在地
連絡先　TEL：
　　　　FAX：
管理者氏名

　当院管理者は，医療法第６条の１０上の「医療事故」と判断し，貴センターに発生を報告した事案につき調査を行いましたので，医療法第６条の１１第４項に基づき以下のとおり貴センターに報告します。

　なお，本報告書は医療安全の確保を目的とするもので，組織及び個人の責任の追及を目的とするものではありません。当院は，貴センターに対し，貴センターの守秘義務及び WHO ドラフトガイドラインが求める秘匿性の確保を順守し，本文書を遺族，行政庁・捜査機関を含む第三者に開示しないことを強く要請します。

　本報告書では，医療法施行規則第１条の１０の４第２項柱書の求める非識別化義務から，当院職員が本報告書と他の情報（病院ホームページや職員リストなど）を踏まえても識別できないように注意して記載しております。

１．患者情報
　⑴　性別（男・女）
　⑵　年齢：　　　　　才
　⑶　その他

２．死亡の状況
　⑴　死亡日時：　　　　年　　　月　　　日
　⑵　死亡場所：
　⑶　医療を提供した診療科：

３．医療事故調査の項目，手法及び結果
　⑴　調査の概要（調査項目，調査の手法）：
　⑵　臨床経過（客観的事実の経過）：
　⑶　原因を明らかにするための調査の結果：
　　※必ずしも原因が明らかになるわけではなく，不明な場合は不明と記載しています。
　　※複数の原因が考えられる場合，複数の原因を列挙します。
　　※本記載は，医療安全の確保のために検討したもので，法的責任に関する原因の検討とは異なります。

４．その他

以上

15. 必要な規定の整備と組織構成

ヒアリング記録

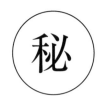

ヒアリング記録

　このヒアリング記録は、ヒアリング対象者に対して、下記の点を説明した上でヒアリングを行った結果を記録し、ヒアリング対象者の確認を得たものです。

　このヒアリング記録は、院内での医療安全の確保のための調査にのみ用いる目的で、非開示を前提に作成したもので、外部への開示は決して行いません。

記

・本調査は医療安全の確保を目的とし、組織や個人の責任を追及するためのものではないこと
・ヒアリング結果は院内の内部資料として取り扱い、外部に開示しないこと
・当院は、医療法及びWHOドラフトガイドラインの求める非懲罰・非識別化・匿名化を順守すること

＜以下、ヒアリング結果＞

診察記録開示手続規程

診療記録開示手続規程

1　開示請求

　　本規程の定めるところにより、本院が保有する診療記録の開示を求めることができる。

2　診療記録

　　診療記録とは、診療録、看護記録、入退院要約、検査記録、入退院・手術・処置等の説明文書など、患者の診療の経過の記録をいう。なお、死亡時画像診断記録および解剖記録は診療記録に含むが、医療安全確保の目的で作成した資料は診療記録に含まない。

3　開示請求者

　　次の者は、開示請求ができる。

　　　① 本人

　　　② 本人の代理人（法定代理人、任意後見人及び本人が委任した代理人）

　　　③ 本人の遺族（本人の配偶者、子、父母及びこれに準じる者）

4　開示請求における本人等確認

　　開示請求があった場合、本人、代理人又は遺族であることを確認し、その確認は次の書類により行う。

（1）本人の場合

　　運転免許証、健康保険の被保険者証、写真付き住民基本台帳カード、外国人登録証明書等の公的証明書

（2）代理人の場合は次の①及び②

　　　① 本人及び代理人の運転免許証等の公的証明書

　　　② 戸籍謄本等の法定代理人の資格を証明する公的書類、委任状

（3）相続人の場合は次の①及び②

　　　① 本人及び相続人の運転免許証等の公的証明書

　　　② 戸籍謄本等の本人の配偶者、子、父母又はこれに準じる者を証明する公的書類

5　開示請求方法

　　開示請求は、本院所定の診療記録開示請求書によって行う。

6　開示・不開示の決定

（1）開示請求に対しては、開示又は不開示の決定をする。

（2）次の場合には、診療記録の一部又は全部を開示しないことがある。

　　　① 患者本人の心身の状況を著しく損なうおそれがあるとき

　　　② 第三者の利益を害するおそれがあるとき

（3）診療記録以外の資料、特に医療安全目的で作成した資料は原則不開示とする。

7　費用

　　診療記録の開示費用は次のとおりとする。(例)

開示基本手数料	1回	円
診療録等コピー代	1枚(白黒)	円
	1枚(カラー)	円
レントゲンフィルムコピー代	1枚	円
その他コピーなど	性質に準じた相当な費用	
医師説明	３０分毎 (1時間まで)	円

院内医療安全管理指針 1／4

院内医療安全管理指針
（総則）
1．この指針は、医療安全の確保および推進を目的とし、当院において、安全かつ適切に、質の高い医療を提供する体制を確立するために必要な事項を定める。

（医療安全委員会の設置）
2．前条の目的を達成するために、当院に「医療安全管理委員会」（以下「医療安全委員会」と略す）を設置する。
（1）医療安全委員会は、次に掲げる者で構成する。
　　　ア　医師
　　　イ　看護師
　　　ウ　事務職員
（2）上記職種より医療安全委員長を選任し、医療安全委員長は安全対策担当者を定める。
（3）医療安全委員会は医療安全委員長が召集し、議論すべき事項は、委員にあらかじめ通知する。
（4）医療安全委員会は、年2回の定例開催及び医療安全委員長の判断による臨時会を開催する。
（5）医療安全委員長は、必要と認めるときは、参考人として関係職員の出席を求め、意見を聴取することが出来る。特に法的責任を追及されるおそれのある関係職員からは、あらかじめそのおそれを告げた上で、必ず意見を聴取する。
（6）医療安全委員長は、医療安全委員会の内容を管理者に報告する。

（医療安全のための職員研修に関する基本方針）
3．医療安全委員会は、職員に対し年2回「医療安全研修」を実施するほか、新規採用者がある場合は、その都度、「医療安全研修」を実施する。

（事故等発生時の対応に関する基本方針）
4．事故等発生時には、医療安全委員長が別に定める発生時の対応方針に基づき、医療安全委員会の下に院内事故調査医療安全委員会を組織して事故調査を行い、事故調査報告書を作成するなどして適切に対処する。なお、この事故調査は医療安全の確保を目的とし、組織および個人の責任追及を目的としてはならない。

（来院者等に対する当該指針の院内掲示と閲覧に関する基本方針）
5．本指針は、当院内の待ち合いに常時閲覧可能な状態にするものとする。

（医療安全委員会の任務）
6．医療安全委員会は、管理者の命を受け、所掌業務について調査、審議するほか、所掌業務について管理者に建議し承認されたものについて実行し、調査、審議の結果については、管理者に報告するものとする。

（所掌業務）

院内医療安全管理指針 2／4

7．医療安全委員会は、次に掲げる事項を所掌する。
（1）（安全対策に関する事項）
　ア　報告システムによるインシデント・アクシデント事例の収集、分析、再発防止策の検討・策定、医療安全対策報告書の作成、防止策の実施、防止対策実施後の評価に関すること。ただし、再発防止策の検討・策定にあたっては、当院の体制を考慮して実行可能なものとするよう留意し、実現不可能若しくは困難な再発防止策を策定してはならない。
　イ　報告システム以外からのリスクの把握、分析、再発防止策の検討・策定、防止策の実施、防止対策実施後の評価に関すること。ただし、再発防止策の検討・策定にあたっては、当院の体制を考慮して実行可能なものとするよう留意し、実現不可能若しくは困難な再発防止策を策定してはならない。
　ウ　医療安全対策のための職員に対する指示に関すること。
　エ　医療安全対策のために行う提言に関すること。
　オ　医療安全対策のための研修プログラムの検討及び実施、広報（開示を含む）及び出版の実行に関すること。
　カ　その他、医療安全対策に関すること。
（2）（危機管理に関する事項）
　ア　危機管理に関すること。
　イ　家族関係者、行政機関、警察、報道機関などへの対応方針の協議。
（3）（報告医療事故についての意見）
　　　医療安全委員会は、医療法施行規則 1 条の 10 の 2 第 1 項第 3 号に基づき、患者の死亡又は死産が、「予期しなかった死亡」要件に該当するか否か、院長に対し意見を述べる。

（個人情報の保護）
8．医療安全委員は、個人情報保護のため以下の事項を遵守する。
（1）医療安全委員は、医療安全委員会で知り得た事項に関しては医療安全委員長の許可なく他に漏らしてはならない。
（2）医療安全委員は、医療安全委員長の許可なくインシデント・アクシデント報告書、分析資料、医療安全委員会議事録、事故調査報告書、医療安全対策報告書等の事故、紛争、インシデント・アクシデント事例に関しての全ての資料を複写してはならない。
（3）医療安全委員は、医療安全委員長の許可なくインシデント・アクシデント報告書とその統計分析資料等を研究、研修等で利用してはならない。
（4）事故調査報告書については、医療法施行規則第 1 条の 10 の 4 第 2 項柱書に従い、医療従事者（職員）等が、他の情報との照合による識別を含め、識別できないように加工しなければならない。

（安全対策担当者）
9．医療安全対策に資するために、安全対策担当者を置く。
（1）医療安全委員長が安全対策の統括を行う。
（2）安全対策担当者は、以下の権限を与えられる。

院内医療安全管理指針 3／4

> ア 「インシデント・アクシデント」事例の報告システムの管理を行う。
> イ 報告システムによって収集した事例について、医師を含む関係職員への面談、事実関係調査を行う。聴取の際には、調査の目的が医療安全の確保であり、組織および個人の責任追及をするためのものではないことを告げる。特に法的責任を追及されるおそれのある関係職員からは、あらかじめそのおそれを告げた上で、必ず意見も聴取する。
> ウ 報告システム以外からリスクを把握し医療安全委員会への報告を行う。
> エ 医療安全委員会で策定した防止策の実行指導・支援、改善点検を行う。
> オ 医療安全対策に関する職場点検と改善を行う。
> カ 医療安全対策に関する情報収集を行う。
> キ 医療安全対策に関する研修計画立案を行う。
> ク 医療安全対策に関する院内調整を行う。
> ケ 報告システムによって収集した事例の原因分析及び防止対策を、医療安全委員会で策定する際のまとめ役を担う。
> コ その他の医療安全対策に関する活動を行う。
> サ 活動内容について医療安全委員会に報告を行う。
>
> （報告システム）
> 10．報告システムは以下のとおりとする。
> （1）（アクシデント報告）
> 　　院内で医療事故が発生した場合、当該事故に関与した職員は、応急処置又はその手配、拡大防止の措置及び上司への報告など必要な処置をした後、速やかに別に定める「アクシデント報告書」を安全対策担当者に提出する。事故報告を受けた職員は、直ちに管理者（管理者が何らかの理由により不在の場合は、予め定められた順位の者）に報告し、管理者は安全対策担当者及び所要の職員に事故内容を伝達するとともに対応を指示する。事故対応終了後、安全対策担当者は当該事故の評価分析を行ったうえで、医療安全委員会に報告する。
> （2）（インシデント事例報告）
> 　　院内でインシデント事例が発生した場合は、関係した職員は別に定める「インシデント報告書」を作成し、安全対策担当者に報告する。安全対策担当者は、報告されたインシデントをとりまとめたうえで、医療安全委員会に報告する。また、「インシデント報告書」は個人情報保護に配慮した形で取りまとめの上、関係職員で共有し、医療事故、紛争の防止に積極的に活用する。なお、インシデント事例を提出した者に対し、当該報告を提出したことを理由に不利益処分を行わない。
>
> （職員の責務）
> 11．職員は日常業務において医療の安全と安心を確保するために、利用者との信頼関係を構築するとともに、医療事故の発生の防止に努めなければならない。
>
> （記録の保管）
> 12．医療安全委員会の審議内容等をはじめとした、院内における事故に関する前各条

院内医療安全管理指針 4 / 4

> に定める活動一切の諸記録（以下「医療安全活動資料」と略す）は 2 年間保管する。
>
> （医療安全活動資料の非開示、患者家族関係者の証拠制限）
> 13．医療安全活動資料は、いずれも当院内部のためだけのものであり、医療安全の目的で連携する院外調査医療安全委員会や第三者機関の収集情報・調査・議論等の一切も同様に当院内部のためだけのものとなり、開設者、管理者、医療安全委員会、委員、関係職員その他すべての当院の職員は、患者、家族関係者、裁判所、行政機関、警察と報道機関も含め当院の外部に開示することができない。患者、家族関係者は、事故調査報告書など医療安全活動資料の一部を特に開示された場合といえども、これを裁判所に提出して民事訴訟の証拠としてはならない。
>
> （懲戒処分の適用除外）
> 14．前各条に定める目的を達成するため、当院は、事故等発生の責任を理由とした関係職員に対する懲戒処分は行わないものとし、具体的な指揮監督を中心としつつ、厳重注意・訓戒、再教育・研修などの再発防止措置にとどめるものとする。
>
> （指針等の見直し）
> 15．本指針等は医療安全委員会において定期的に見直し、必要に応じて改正するものとする。
>
> 　　　　　年　　　月　　　日
>
> 　　　　　　　　医療機関
> 　　　　　　　　院長

16. 医療事故調査制度創設の経緯

　医療事故調査制度は長年の紆余曲折の結果、医療安全の仕組みとして出来上がりました。医療事故調査制度創設は医師法第21条の解決を前提に出来上がったのです。

　医療事故調査制度論議の経緯の中で、医師法第21条（異状死体等の届出義務）にいう異状死体の解釈が、東京都立広尾病院事件東京高裁・最高裁判決で示された「外表異状」との見解で、行政的にも、医療界としても一般的にも合意を得られました（図16−1）。ここで、簡単に医師法第21条と医療事故調査制度創設の流れを振り返っておきます（表16−1）。

図16−1　「外表異状」と「医療過誤」（医師法第21条）

過誤＼外表	異状なし	異状あり
過誤なし	届け出不要	届け出
過誤あり	届け出不要	届け出

「外表異状」があれば、警察への「届出義務」がある。

過誤の有無は問わない。

医師法第21条は「外表異状」で決着した

　医師法第21条（異状死体等の届出義務）は、旧内務省以来の法律であり、身元不明死体等の捜査協力のための規定として、医師法の中に残された規定です。同33条の２で、罰則が定められています。そもそも医師法第21条は、診療関連死を対象としていなかったので、それまで問題もなく注目もされてこなかった規定でした。この注目されてこなかった規定が急に医療関係者に知られることとなったのが、東京都立広尾病院事件です。この東京都立広尾病院事件をきっかけに、医療現場には医師法第21条に対するアレルギーと嫌悪感、警察・検察への不信感が拡がっていきました。医師法第21条に関する東京都立広尾病院事件以前の判決としては、1969年（昭和44年）の東京地裁八王子支部判決がありますが、特に注目されていたわけではありません。

　1994年（平成６年）、法医学会が「異状死ガイドライン」を発表しますが、このガイドラインは臓器移植推進のために作られたものと言われており、一学会の見解を述べたものに過ぎません。ところが、平成７年度版死亡診断書・出生証明書・死産証書記入マニュアルに厚労省が、「法医学会異状死ガイドライン参照」の文字を入れたことから大きな問題が発生しました。一学会のガイドラインの見解と厚労省見解が同一であるかのように誤解されたのです。この法医学会「異状死ガイドライン」が一学会の見解に過ぎないことは、2019年３月13日衆議院厚生労働委員会で、橋本岳議員の質問に対し、吉田学厚労省医政局長が、「異状死ガイドラインは日本法医学会としての見解を示したものであり、厚労省は医師法第21条に基づく届け出に一律の基準を示すことは難しいことから、個々の状況に応じて死体を検案した医師が届け出の要否を個別に判断するもの」と答弁し、法医学会異状死ガイドラインは一学会の見解に過ぎず、厚労省はこのような見解を取っていないことを改めて明確にしています。

　法医学会異状死ガイドラインの「異状死」と、医師法第21条の「異状死体」とは、全く別の概念です。また、東京都立広尾病院事件裁判の最中、厚労省が、不用意にも、リスクマネージメントマニュアル作成指針という通達を出したことにより、『検案』の解釈のいわゆる積極説が提唱されます。医師法第21条問題を複雑にした問題通達ですが、このリスクマネージメントマニュアル作成指針は平成27年に失効しました。

　東京都立広尾病院事件裁判で最高裁は、検案について、「医師法第21条にいう死体の『検案』とは、医師が死因等を判定するために死体の外表を検査することをいい、当該死体が自己の診療していた患者のものであるか否かを問わない」としました。この判決により、医療界は動揺し、不要な警察届け出が急増することとなり、医療崩壊へとつながっていきます。この判決が合憲限定解釈であることが広く認識されることにより、医師法第21条を「外表異状」として解決することを前提に、医療事故調査制度創設へと向かったのです。

　「外表異状」の定着については、2012年（平成24年）10月26日、田原克志厚労省医政局医事課長発言、2014年（平成26年）３月８日、大坪寛子厚労省医政局総務課医療安全推進室長発言、さらに、同年６月10日参議院厚労委員会での田村憲久厚労大臣発言があります。

　その後、2015年（平成27年）、厚労省は平成27年度版死亡診断書記入マニュアルを大幅に改訂、法医学会異状死ガイドライン参照の文字を削除、外因死の項も修正を加え、「異状死」と「異状死体」を区別した記載へと変更しました（表16－２）。適切な死亡診断書記入マニュアルが整備され、医療事故調査制度創設への環境が整ったのです。

　医師法第21条については、2019年（平成31年）２月８日付け厚労省医政局医事課長通知で、再び混乱を生じますが、同年４月24日付け厚労省医政局医事課事務連絡が出され、平成31年度版死亡診断書（死体検案書）記入マニュアル追補が出されたことにより完全決着となりました。

表16－１　医師法第21条と医療事故調査制度創設の流れ

1969年（昭和44年）
　東京地裁八王子支部判決
1994年（平成６年）
　法医学会異状死ガイドライン
1995年（平成７年）
　死亡診断書記入マニュアル平成７年版に法医学会異状死ガイドライン記載
1999年（平成11年）
　横浜市立大患者取り違え事件
　東京都立広尾病院事件
　杏林大割り箸事件
2000年（平成12年）
　厚労省「リスクマネージメントマニュアル作成指針」通達
2001年（平成13年）
　東京女子医大人工心肺事件
　東京都立広尾病院事件東京地裁判決
2003年（平成15年）
　東京都立広尾病院事件東京高裁判決
2004年（平成16年）
　東京都立広尾病院事件最高裁判決（有罪判決確定）

16. 医療事故調査制度創設の経緯

2006年（平成18年）
　福島県立大野病院事件、医師逮捕
2008年（平成20年）
　厚労省第3次試案
　厚労省大綱案
　民主党案
　杏林大割り箸事件無罪
　福島県立大野病院事件無罪
2009年（平成21年）
　東京女子医大人工心肺事件無罪
　政権交代（自民党から民主党へ）
2012年（平成24年）
　2月15日　厚労省「医療事故調査・あり方検討部会」
　6月15日　死因究明関連2法成立
　10月26日　田原克志厚労省医事課長発言（第8回あり方検討部会）（外表異状容認発言）
　12月　政権交代（民主党から自民党へ）
2013年（平成25年）
　1月23日　四病協合意（「医療の内」と「医療の外」の切り分け）
　2月22日　日病協合意（「医療の内」と「医療の外」の切り分け）
　5月29日　「医療事故に係る調査の仕組み等に関する基本的あり方」公表
　11月6日　保岡議員・厚労省・医法協三者会談（医療安全の制度とすることを確認）
2014年（平成26年）
　3月8日　大坪寛子医療安全推進室長、田原課長発言を「外表異状説」と命名　これにより事故調議論進展
　　　　　「現場の医療を守る会」（ML）設立決定
　4月18日　国立国際医療研究センターウログラフィン誤投与事件
　6月10日　参議院厚労委員会で田村憲久厚労大臣答弁
　6月25日　改正医療法成立（医療安全の仕組みとしての医療事故調査制度創設）
　8月26日　医法協医療事故調ガイドライン中間報告発表
　9月2日　田村憲久厚労大臣に医法協ガイドライン中間報告書を提出
　10月1日　医法協医療事故調ガイドライン最終報告書発表
　10月14日　橋本岳政務官に医法協医療事故調ガイドライン最終報告書提出
　11月14日　「医療事故調査制度の施行に係る検討会」開始
　　　　　医法協医療事故調ガイドラインがたたき台になる
　12月29日　大阪府立急性期・総合医療センター筋弛緩剤誤投与事件
2015年（平成27年）
　3月13日　平成27年度版死亡診断書記入マニュアル（法医学会異状死ガイドライン削除、外因死の届け出削除）
　3月20日　「医療事故調査制度の施行に係る検討について」
　5月8日　厚労省令第100号、医政局長通知
　7月3日　リスクマネージメントマニュアル作成指針は失効（国立病院等独法化に伴い）日本産婦人科協会宛て厚労省医政局医療経営支援課回答

9月25日　日本医療法人協会「医療事故調運用ガイドライン（へるす出版)」出版

10月1日　改正医療法（医療事故調査制度）施行

2016年（平成28年）

6月24日　医療法施行規則改正、医政局総務課長通知（制度見直し）

表16－2　平成27年度死亡診断書記入マニュアル改訂

平成27年度（2015年度）死亡診断書記入マニュアル改訂
法医学会「異状死ガイドライン」参考の文が削除された

死亡診断書記入マニュアル新旧対照表（2015年度と2014年度の比較）

項目	頁	2015年度	2014年度
2.死亡診断書と死体検案書の使い分け	4	また、医師法第21条では、「医師は、死体又は妊娠四月以上の死産児を検案して異状があると認めたときは、24時間以内に所轄警察署に届け出なければならない」とされています。	また、外因による死亡またはその疑いのある場合には、異状死体として24時間以内に所轄警察署に届出が必要となります。
		（右記削除）	（注）「異状」とは「病理学的異状」でなく、「法医学的異状」を指します。「法医学的異状」については、日本法医学会が定めている「異状死ガイドライン」等も参考にしてください。
3.作成に当たっての留意事項	9	6行目「薬物中毒」	6行目「薬物中毒ショック」
		表中、アルコールの位置付けを変更	（左記参照）
		表中、「○低体温による死亡には、病死の場合と外因死の場合があります。死因を明確にするために低体温を死因として記入するときは、死因の種類欄を（外因死の場合は外因死の追加事項欄も）忘れずに記入します。」	表中、「○低体温が死因の場合は、病死なのか外因死なのか明確にするために、死因の種類欄も忘れずに記入します。」
		⑤（右記削除）	⑤「なお、外因による死亡またはその疑いのある場合には、異状死体として24時間以内に所轄警察署に届出が必要となります。」

東京保険医新聞第1616号（2015年4月15日）より引用

17．センターへの発生報告件数は妥当な数で推移している

　本制度発足当時、塩崎恭久厚労大臣（当時）は、推計値は、「医療に起因した死亡」と「予期しなかった死亡」のどちらかに引っかかっていればカウントしたが、今回の制度は両方を満たすケースなので、かなり狭くなっている旨を述べています。報告基準が異なるため、推計値に比べ報告数が少ないのは当然であると述べたのです。

　令和2年10月、医療事故調査・支援センター発表の「医療事故調査制度開始5年の動向」によれば、医療事故発生報告数は、概ね、370件前後（1年目：388件、2年目：363件：3年目：378件：4年目：371件、5年目：347件）で推移しており、妥当な数と言えましょう。制度発足当時から、塩崎恭久厚労大臣の適切なコメントがあったにもかかわらず、驚くべきことに、未だに一部メディアに加え、センターまでもが、「報告例が少ない」との誤った広報を続けているのです。我々は、当初から、年200〜300件であろうと予測していました。

　この推計値につき、2016年5月21日の日本医事新報で、諫早医師会副会長の満岡渉氏が的確な分析を行っています。まず、医療事故調査制度で使用される「医療事故」の意味は、「医療法上の医療事故」であり、医療法第6条の10で、「当該病院等に勤務する医療従事者が提供した医療に起因し、又は起因すると疑われる死亡又は死産であって、（かつ）当該管理者が当該死亡又は死産を予期しなかったもの」と定義されています。一方、報告数を年間1300〜2000件とする試算の根拠は、①日本医療機能評価機構の医療事故情報収集等事業の報告数からの試算（1580件/年）や、②厚労省科学研究補助金事業「診療行為に関連した死亡の届け出様式及び医療事故の情報処理システムの開発に関する研究」からの試算（1954件/年）、③日本病院会の2014年会員アンケート調査からの試算（1225件/年）とされています。しかし、①②には「管理」に起因する事故が含まれていますが、医療事故調査制度の「医療事故」には、単なる「管理」は含まれていません。③では、「医療事故」の明確な基準を示さずに行ったアンケートであり、杜撰なものです。重要なことは、いずれも、現行の医療事故調査制度とは、「医療事故の定義」が異なり、医療事故の対象を広く設定していることです。

　現行の医療事故調査制度の試算の直接的根拠とされるのが、日本医療安全調査機構の「診療行為に関連した死亡の調査分析モデル事業」（モデル事業）とされています。

　満岡渉氏はWeb上に公開されたモデル事業の評価結果報告書概要版を分析し、現行の医療事故調査制度の報告対象に該当するものを検討しています。閲覧可能であった211事例のうち、事例番号101~200の100事例を分析しています。

　その結果、「医療に起因した死亡」に該当したものは100事例中54〜63事例、「予期しなかった死亡」に該当したものは100事例中27〜37事例でした。医療事故調査制度の報告対象である両者の共通集合「医療に起因した死亡」であり、かつ、「予期しなかった死亡」に該当したものは、100事例中6〜16事例にとどまっています。この数値はモデル事業事例の1〜2割以下ということです。この結果を基に、現行の医療事故調査制度の適正報告数を推計してみる。①の医療事故情報収拾等事業の報告数（1580件/年）から割り出せば、報告数は158例〜316例、②のモデル事業の推計数1954例から割り出せば年間報告数は195例〜391例となり、③のアンケート調査からの試算（1225件）から割り出せば123例〜245例となります。報告すべき「医療法上の医療事故」の推計値は、123例〜391例ということです。このことから考えれば、現在の年間370件前後という数値は妥当な数値というよりもむしろ上限に近い数値と言えましょう。「報告数が少ない」との日本医療安全調査機構の広報は、莫大な予算を費消するための自己弁護の広報と言えましょう。

　モデル事業の推計値と現行の医療事故調査制度の実数との違いについて、定義の違いはもとより、第一にモデル事業で医療事故として扱われた事例の中に、医療起因性がない（原病の進行による死

亡、併発症による死亡、原因不詳の死亡）が相当数含まれているのではないか。第二に、医療起因性ありとされた事例も、その多くは予期範囲内の合併症と考えられるものだったのではないかと言えましょう。また、このように考えれば、現在も、報告対象ではない（医療起因性のない、予期できた）事例が過度に報告されている可能性があります。

18. 医療事故調査制度と死因究明制度の位置づけを考える

　2019年（令和元年）6月6日、死因究明等推進基本法案が衆議院本会議で可決、成立しました。これは死因究明制度としての大きな出来事であり、医療事故調査制度の位置づけも確定する出来事であったと言えましょう。2012年（平成24年）、民主党政権下で死因究明関連2法が成立しました。このとき、民自公合意として、診療関連死は、この死因究明制度から除外され、別途制度が作られることとなったのです。この診療関連死について作られた制度が「医療事故調査制度」です。本来なら、この死因究明関連2法（死因身元調査法及び死因究明等推進基本法）が確定し、別に法律に定めるところによるとされた制度として医療事故調査制度が出来上がる予定でした。ところが、当初2年間の時限立法とされていた旧死因究明等推進法の後継法案の成立が遅れたため、医療事故調査制度が先行して出来上がる結果となりました。この、民自公合意の当事者代表が、民主党（当時）の足立信也議員と自民党の石井みどり議員です。平成26年、死因究明制度の骨格をなす死因究明等推進法（当時）の後継法案として、死因究明等推進基本法案が用意され、国会に提出されましたが、衆議院解散に伴い、廃案となってしまいました。このため、死因究明制度という枠組みは、骨格となる死因究明等推進基本法という大きな部分が空白となったまま推移することとなりました。2019年（令和元年）5月30日、参議院厚生労働委員会提案の法案として死因究明等推進基本法案が国会に提出され、衆議院で議決され成立したことにより、死因究明制度の枠組みが全て揃うこととなりました。

図18－1　死因究明制度

民自公合意（民：足立信也議員　自：石井みどり議員）

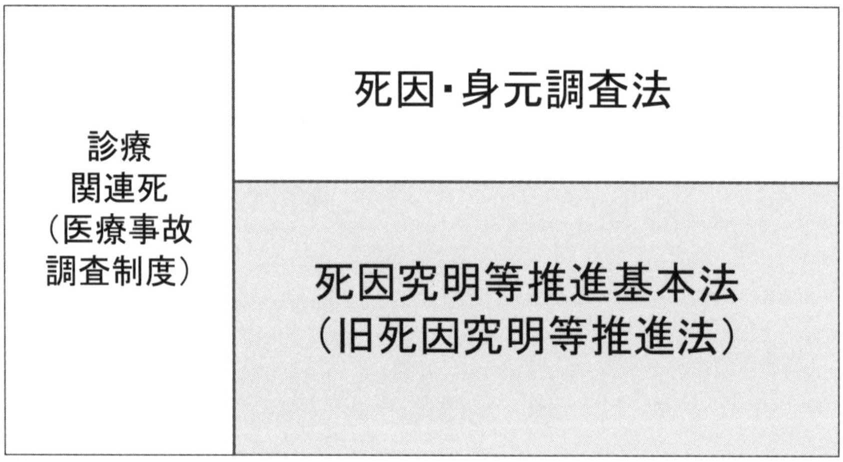

| 診療
関連死
（医療事故
調査制度） | 死因・身元調査法 |
| | 死因究明等推進基本法
（旧死因究明等推進法） |

19. 医療事故調査制度 Q&A

Q1　医療事故調査制度の目的は何ですか？

A1

　医療事故調査制度の目的は、医療法の「第3章　医療の安全の確保」に位置づけられている通り、医療の安全を確保するために、医療事故の再発防止を行うことです。（厚労省Q&Aより）

　厚労省は、〈参考〉として、WHOドラフトガイドラインに沿うように、以下の文を載せています。

　医療に関する有害事象の報告システムについてのWHOドラフトガイドラインでは、報告システムは、「学習を目的としたシステム」と、「説明責任を目的としたシステム」に大別されるとされており、ほとんどのシステムではどちらか一方に焦点を当てていると述べています。その上で、学習を目的とした報告システムでは、懲罰を伴わないこと（非懲罰性）、患者、報告者、施設が特定されないこと（秘匿性）、報告システムが報告者や医療機関を処罰する権力を有するいずれの官庁からも独立していること（独立性）などが必要とされています。

　今般の我が国の医療事故調査制度は、同ドラフトガイドライン上の「学習を目的としたシステム」にあたります。従って、責任追及を目的とするものではなく、医療者が特定されないようにする方向であり、第三者機関の調査結果を警察や行政に届けるものではないことから、WHOドラフトガイドラインでいうところの非懲罰性、秘匿性、独立性といった考え方に整合的なものとなっています。（厚労省Q&Aより）

　医療事故調査制度は、このように国際的な高い理念により構築されたものです。厚労省Q&A平成27年9月28日更新版では、これらのドラフトガイドラインはすべてWHOのホームページから削除されたとの追記がされていますが、WHOドラフトガイドラインは令和3年1月現在、WHOホームページ（下記URL）に掲載されています。

https://apps.who.int/iris/handle/10665/69797

Q2　本制度の対象となる医療事故はどのようなものですか？

A2

　本制度の対象となる医療事故とは、当該病院等に勤務する医療従事者が提供した医療に起因し、又は起因すると疑われる死亡又は死産であって、（かつ）当該管理者が当該死亡又は死産を予期しなかったものです。以下に示すように、この2つの要件を満たす死亡又は死産が報告対象となっています。

　報告対象か否かの判断は、「医療に起因する死亡」要件と「予期しなかった死亡」要件の2つのみにより判断します。過誤の有無は問いません。

　なお、本制度の「医療事故」に該当するかどうかの判断と最初の事故発生報告は、医療機関の管理者が行うことと定められており、遺族が「医療事故」として医療事故調査・支援センターに報告するものではありません。

　平成28年6月24日の制度見直しの際に、厚労省医政局総務課長通知（医政総発0624第1号）で、支援団体等連絡協議会は、病院等の管理者が、医療事故に該当するか否かの判断や医療事故調査等を行う場合に参考とすることができる標準的な取り扱いについて意見の交換を行うこととされましたが、同項なお書きで、「こうした取組は、病院等の管理者が、医療事故に該当するか否かの判断や医療事故調査等を行うものとする従来の取扱いを変更するものではない」として、医療現場主体の制度であることを再確認しています。

Q3　複数の医療機関にまたがって医療を提供した結果の死亡であった場合、どの医療機関の管理者
　　が報告するのでしょうか？

A3

　医療法上、本制度の対象となる医療事故は、「当該病院等に勤務する医療従事者が提供した医療」
に起因する死亡とされていますので、報告するのは、死亡の原因となった医療行為が提供された病院
等ということになります。

　複数の医療機関にまたがって医療を提供していた患者が死亡したときは、当該患者が死亡した医療
機関から、搬送元となった医療機関に、当該患者の死亡の事実とその状況について情報提供します。
搬送元医療機関は、これらの情報を検討した上で、医療事故に該当するか否かについて判断すること
となります。

　当該死亡の要因となった医療を提供した医療機関から報告することとなります。

Q4　「死亡する可能性がある」ということのみ説明や記録がされていた場合は、予期したことにな
　　るのでしょうか？

A4

　医療法施行規則第1条の10の2第1項第1号の患者又はその家族への説明や同項第2号の記録につ
いては、当該患者個人の臨床経過を踏まえ、当該患者に関して死亡又は死産が予期されることを説明
することとされています。

　従って、個人の病状等を踏まえない、「高齢のため何が起こるかわかりません」、「一定の確率で死
産は発生しています」といった一般的な死亡可能性についてのみの説明又は記録は該当しないとされ
ています。個人の病状等を踏まえて死亡が起こりうる旨を記載するようにしてください。

Q5　「合併症の可能性」についてのみ説明や記録がされていた場合は予期していたことになるので
　　しょうか？

A5

　医療法施行規則第1条の10の2第1項第1号の患者又はその家族への説明や同項第2号の記録につ
いては、説明や記録の内容として「医療の提供前に医療従事者等が死亡又は死産が予期されること」
を求めていますので、単に合併症の発症についての可能性のみであった場合は該当しない旨厚労省
Q&Aは記しています。合併症の発症の可能性のみでは足りず、当該患者個人の臨床経過を踏まえて
死亡又は死産が予期されることの説明が必要です。

　具体的に言えば、当該患者の臨床経過等の記録や説明に続けて、「あなたの臨床経過ですと、死亡
という事態も起こりえます」という趣旨が必要とされます。

Q6　死亡の予期を説明する際には、どのような努力が必要ですか？

A6

　通知には、「患者等に対し当該死亡又は死産が予期されていることを説明する際は、医療法第1条
の4第2項の規定に基づき、適切な説明を行い、医療を受ける者の理解を得るよう努めること（参
考：医療法第1条の4第2項：医師、歯科医師、薬剤師、看護師その他の医療の担い手は、医療を提
供するに当たり、適切な説明を行い、医療を受ける者の理解を得るよう努めなければならない）」と
書かれています。ただ、これはあくまでも努力目標です。

Q7　記録も説明も不十分だと「予期しなかった」ことになってしまうのですか？

A7

　医療法施行規則第1条の10の2第1項に、「三　病院等の管理者が、当該医療を提供した医療従事者等からの事情の聴取及び第1条の11第1項第2号の委員会（医療安全委員会）からの意見の聴取（当該委員会を開催している場合に限る）を行った上で、当該医療が提供される前に当該医療従事者等が当該死亡又は死産を予期していると認めたもの」と明文化されています。

　これは、法令上、救急医療等の典型的な場合に限定されているわけではなく、広く記録も説明も不十分な場合に適用されうるものです。

Q8　医療法施行規則第1条の10の2第1項第3号に該当する場合（※）とは、どのような状況を想定すればよいのですか？

　　　※病院等の管理者が、当該医療を提供した医療従事者等からの事情の聴取及び第1条の11第1項第2号の委員会からの意見の聴取（当該委員会を開催している場合に限る）を行った上で、当該医療が提供される前に当該医療従事者等が当該死亡又は死産を予期していたと認めたもの。

A8

　厚労省Q&Aは、次のように述べています。「医療法施行規則第1条の10の2第1項第3号に該当する具体的事例は、例えば以下のような場合が考えられます。

①単身で救急搬送された症例で、緊急対応のため、記録や家族の到着を待っての説明を行う時間の猶予がなく、かつ、比較的短時間で死亡した場合

②過去に同一の患者に対して、同じ検査や処置等を繰り返し行っていることから、当該検査・処置等を実施する前の説明や記録を省略した場合

　いずれにしても、医療法では医師等の責務として、医療を提供するにあたっては、適切な説明を行い、医療を受ける者の理解を得るよう努めなければならないとされていること等に基づき、医療行為を行う前に当該患者の死亡の可能性が予期されていたものについては、事前に説明に努めることや診療録等へ記録することが求められます。

〈参考1：患者等への説明に関する医療法の規定〉

○医療法

第1条の4　（略）

　2　医師、歯科医師、薬剤師、看護師その他の医療の担い手は、医療を提供するに当たり、適切な説明を行い、医療を受ける者の理解を得るよう努めなければならない。

〈参考2：診療録への記録に関する医師法の規定〉

○医師法

第24条　医師は、診療をしたときは、遅滞なく診療に関する事項を診療録に記載しなければならない。」

　つまり、上記①のような緊急の場合や上記②のような反復の場合が典型的です。しかしながら、もちろん、それらのみに限定されているわけではありません。

Q9　医療法施行規則第1条の10の2第1項の第1号〜第3号には、予期の主体として「医療従事者等」と規定されていますが、これはどの範囲の人を指しているのですか？

A9

　医療法施行規則第1条の10の2第1項の第1号〜第3号には、「医療従事者等」が予期の主体である旨、定められています。そして、第3号には、「当該医療を提供した医療従事者等」とも規定され

ています。従って、「当該医療従事者等」とは、当該医療を提供した医療従事者のチームを広く指します。予期の主体はチーム医療の構成員全員を指していますので、そのうち誰か一人が予期していれば、「予期していた死亡」となるのです。

Q10 医療事故の定義について、「予期しなかった死亡」とありますが、予期の程度はどのようなものでしょうか？　また、過誤の有無は問わないとありますが予期した過誤・過失とはどのようなものでしょうか？

A10

　本制度での「予期」は抽象的な程度で足ります。裁判での過失の要件としての「予見可能性」とは別物と理解するべきです。

　医療過誤訴訟では、予見可能性・予見義務・結果回避可能性・結果回避義務が揃って「過失」として判断されますが、この場合の「予見」とは具体的な予見であって、これを前提に、直ちに何か手を打つことが義務付けられる（結果回避義務）ようなものです。

　本制度でいう「予期しなかった」とは、「まさか亡くなるとは思わなかった」という状況を指します。

　予期した過誤・過失とは、システムエラーの領域では、管理者の立場からは予期できた過失の類型が存在することは明らかです。

　たとえば、修学旅行を実施する際（仮に1学年200人の高校で、4日間の日程）、それぞれの学生にとっては、修学旅行の4日の間に自分自身が忘れ物をしたり、迷子になったり、けがをしたりすること（生徒の「過誤」に当たる）は「予期しなかった」かもしれません。しかし、引率する教員にとっては、200人×4日間の延べ800人・日あれば、忘れ物やけがをしたりする生徒が4日間に何人か出てしまうことは当然「予期した」ことといえるし、むしろ予期していかなければなりません。

　医療においても、特に管理者の立場からは「過誤は決して起きない」との前時代的な考えに立つのではなく、「過誤はいくら防ごうとしても残念ながら一定の割合で起きる」ことを認識しておくことが必要です。

Q11 理事長、病院管理者、院長がいる場合には、今般の医療事故調査制度にいう「管理者」は誰ですか？

A11

　政令である医療法施行令第4条の2に、「病院、診療所又は助産所の開設の許可を受けた者は、病院、診療所又は助産所を開設したときは、10日以内に、開設年月日、管理者の住所及び氏名その他厚生労働省令で定める事項を、当該病院、診療所又は助産所所在地の都道府県知事に届け出なければならない」との定めがあります。

　省令である医療法施行規則第3条第1項第2号にも同様の定めがあります。今般の医療事故調査制度は、医療法の定めに基づく制度ですから、「管理者」とは、上記政令・省令にいうところの「管理者」として届け出をしてある者を意味します。

Q12 制度の対象事案となる「医療事故」では、「医療」に「管理」が含まれないのですか？

A12

　この制度では、「管理」は「医療」に含まれません。本制度で対象となる事案は、医療に起因し、又は起因すると疑われる死亡又は死産であり、それ以外のものは含まれません。

通知　医療に起因し、又は起因すると疑われるもの

○「医療」に含まれるものは制度の対象であり、「医療」の範囲に含まれるものとして、手術、処置、投薬及びそれに準じる医療行為（検査、医療機器の使用、医療上の管理など）が考えられる。

○施設管理等の「医療」に含まれない単なる管理は制度の対象とならない。

Q13　「医療に起因した死亡」でいう「医療」は具体的に何ですか？

A13

　診察、検査等、治療だけが「医療」とされています。

　「医療に起因する（疑いを含む）死亡又は死産」でいうところの「医療」に含まれるものは、「診察」「検査等（経過観察を含む）」「治療（経過観察を含む）」です。

　「療養」「転倒・転落」「誤嚥」「身体の隔離・身体的拘束・身体抑制」に関連するものは、それ自体としては「医療」ではなく、管理者が特に「医療」に起因し又は起因すると疑われるものと判断した場合に限られます。

　医療起因性への該当の判断は、疾患の特性・専門性や、医療機関における医療提供体制の特性・専門性によって異なります。

Q14　「予期しなかった死亡」と「医療に起因した死亡」は、どのような関係で判断するのですか？

A14

図19－1　医療事故の定義（改正医療法上の「医療事故」＝報告対象）

　（巷間使用される医療事故の用語とは異なる）

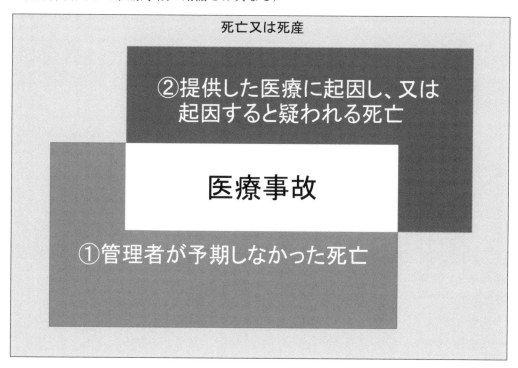

＊過誤の有無は問わない

　2つの死亡は関係なく、別個独立に判断します。

　「予期しなかった死亡」と「医療に起因した死亡」とは、関係づけずに、別個独立にそれぞれ判断

されます。とはいえ、実際上、「医療に起因した死亡」を先に判断してしまうと、往々にして関係づけた判断をしてしまいがちです。そこで、実務運用上は、「予期しなかった死亡」かどうかを先に判断するのが要領です。そして、「予期しなかった死亡」と判断した後に、初めて、「医療に起因した死亡」かどうかを判断するのが適切です。「予期しなかった死亡」であって、その中で、「医療に起因した死亡」であったと判断されたときに、初めて「医療事故」であると判断されるのです。

Q15　「予期しなかった死亡」にいう「予期」の対象は、「医療起因性」と「死亡」ですか、「死亡」だけですか？
A15
　「医療起因性」は予期の対象ではなく、単に「死亡」だけです。
　医療法第6条の10第1項で「省令事項」とされた「当該死亡又は死産を予期しなかったもの」について、厚生労働省令である医療法施行規則第1条の10の2第1項では、「法第6条の10第1項に規定する厚生労働省で定める死亡又は死産（筆者注・予期されていなかったもの）は、次の各号のいずれにも該当しないと管理者が認めたものとする」と規定されています。
　ここでいう当該死亡又は死産の予期の対象は、医療起因性ではなく、あくまでも当該患者の死亡又は死産です。

Q16　予期は、前もって見当をつけるといった程度の意味合いで使われる用語ですが、死亡時期の予期も厳密ではなくてよいのですか？
A16
　予期は緩い意味合いですので、死亡時期の予期も同様です。
　予期という用語は、前もって見当をつけることといった程度の意味合いをもち、厳格ではなく緩いニュアンスです。予想とか予測に類していますが、やはりその中でも緩い程度の部類です。予見、予知、予断といった厳格なニュアンスの用語と比べると、その緩さがさらに一層はっきりします。
　そうすると、予期の対象としての死亡時期についても、その程度はやはり緩くてよいのです。通常より早い時期に死亡すれば、予見はしていなかったかもしれませんが、予期はしていたというケースも多いのです。
　付け加えれば、予期の程度が緩い点は、死亡時期の幅のみならず予期の対象が死亡だけを意味していることとも整合的です。

Q17　センターへの医療事故発生報告は24時間以内にしなければなりませんか？
A17
　医師法第21条（異状死体等の届出義務）には24時間以内の規定がありますが、本制度は24時間以内に報告する必要はありません。本制度による発生報告は「遅滞なく」となっています。概ね1か月程度と考えられます。慌てることなく、しっかりと確認作業を行い、適切な支援団体等に相談しつつ報告すべきか否か判断してください。
　本制度の省令・通知を定めるための検討会の議論の過程で種々の意見がありましたが、センターへの医療事故発生報告は「遅滞なく」となりました。「遅滞なく」とは、正当な理由なく漫然と遅延することは認められないという趣旨であり、通常1か月以内が目安と考えてください。一方、医師法第21条の届出義務は24時間以内です。届け出基準は「外表異状」ですので、死亡事例発生時にはまず外表面の異状がないかどうかをチェックしてください。医師法第21条の届け出対象でなかった場合には24時間以内に結論を出す必要はありません。関係者等のヒアリング、適切な支援団体等に相談しなが

ら、本制度の報告対象となるべき、「医療に起因する死亡」かつ「予期しなかった死亡」に該当するか慎重に検討を行ってください。センターへの第1報すなわち「発生報告」は極めて重要です。センターへの報告を行った事例はセンター調査の対象となるばかりではなく、遺族等からの調査依頼の対象にもなります。医療事故調査開始の「スイッチを押す」のは病院等の管理者となっています。

〈参照〉

医師法第21条

　医師は、死体又は妊娠4月以上の死産児を検案して異状があると認めたときは、24時間以内に所轄警察署に届け出なければならない。

改正医療法第6条の10

　病院、診療所又は助産所（以下この章において「病院等」という）の管理者は、医療事故（当該病院等に勤務する医療従事者が提供した医療に起因し、又は起因すると疑われる死亡又は死産であって、当該管理者が当該死亡又は死産を予期しなかったものとして厚生労働省令で定めるものをいう。以下この章において同じ）が発生した場合には、厚生労働省令で定めるところにより、遅滞なく、当該医療事故の日時、場所及び状況その他厚生労働省令で定める事項を第6条の15第1項の医療事故調査・支援センターに報告しなければならない。

医政発0508第1号平成27年5月8日厚生労働省医政局長通知

　個別の事案や事情等により、医療事故の判断に要する時間が異なることから具体的な期限は設けず、「遅滞なく」報告とする。

＊なお、「遅滞なく」とは、正当な理由なく漫然と遅延することは認められないという趣旨であり、当該事例ごとにできる限り速やかに報告することが求められるもの。

Q18　遺族から医療事故調査・支援センターへの報告について同意を得られない場合や、管理者の「医療事故」の判断について遺族と意見が合わない場合でも報告しなくてはなりませんか？

A18

　医療法上、管理者が医療事故であると判断した場合には、医療事故調査・支援センターへ報告する前に遺族への説明を行う必要があります。これは説明であって同意を得ることを求めていないので、仮に遺族からセンターへの報告をしないようにとの申し出があったとしても、管理者は報告を行わなければなりません。医療事故に該当するかどうかの判断は、遺族の意見に関係なく、管理者が行います。

　遺族等から医療事故が発生したのではないかという申し出があった場合で、管理者が本制度の「医療事故」に該当しないと判断した場合には、遺族等に対してその理由をわかりやすく説明するように平成28年6月24日通知で追加されました。

Q19 「医療事故」が起きたときに、具体的にどのような流れで調査が行われるのですか？

図19－2　医療事故に係る調査の流れ（フローチャート）

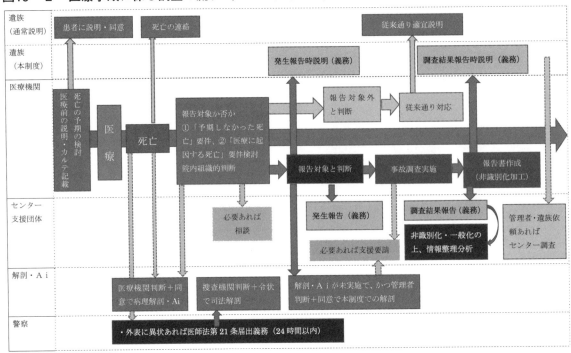

ポイントは以下の通りです。
・死亡前の段階が重要です。医療を提供する前に死亡が予期されるか検討し、予期される場合は説明・カルテ記載しておきましょう。
・報告対象の判断、院内事故調査はいずれも管理者の判断で行います。特に必要がない場合、支援の要請は不要です。
・解剖は、報告対象の判断と前後する場合があります。

A19

　死亡事例が発生した場合、まずは、本制度とは関わりなく、遺族等への説明を通常通り行ってください。その後、管理者が本制度の「医療事故」が発生したと判断した場合には、遺族に説明を行います。この説明は、本制度の「医療事故」が発生したこととセンターに報告する旨の説明です。その後、速やかに院内事故調査を行います。院内調査を行う際や医療事故の発生の判断の際には、医療事故調査等支援団体に必要な支援を求めることができます。院内調査に際しては、厚労省は外部の医療の専門家の支援を受けることを勧めていますが、あくまでも院内調査ですので、院内調査委員会の委員長は内部から選ぶことを原則とします。院内調査終了後は、調査結果を遺族に説明し、医療事故調査・支援センターに報告します。

　また、医療機関が「医療事故」として医療事故調査・支援センターに報告した事案について、遺族又は医療機関が医療事故調査・支援センターに調査を依頼したときは、医療事故調査・支援センターが調査を行うことができます。ただし、この制度は院内調査中心の制度ですので、センター調査は、調査が不十分又は調査が全く進まない等特殊な場合に限られるべきでしょう。センター調査終了後、医療事故調査・支援センターは、調査結果を医療機関と遺族に報告することになります。

　院内調査の途中で、紛争化した場合は、院内調査は中断し、紛争の解決を待って行うべきです。

Q20 「医療事故調査等支援団体」とはどのような団体ですか？　また、どのような支援業務を行うのですか？

A20

　「医療事故調査等支援団体」は平成27年8月6日付け厚生労働大臣告示（第343号）により示されて

います。

医療事故調査等支援団体は、以下の支援業務を行うことが想定されています。

- 医療事故の判断に関する相談
- 調査手法に関する相談、助言
- 院内事故調査の進め方に関する支援
- 解剖、死亡時画像診断に関する支援（施設・設備等の提供含む）
- 院内調査に必要な専門家の派遣
- 報告書作成に関する相談、助言（医療事故に関する情報の収集・整理、報告書の記載方法など）

日本医療法人協会及びその支部も医療事故調査等支援団体です。

Q21　一旦、医療事故と判断して医療事故調査・支援センターへ発生の報告を行った後に、「医療に起因しない」又は「予期していたと認められる」ことが判明した場合にも調査は行う必要があるのですか？

A21

　厚労省Q&A（平成27年9月28日）は以下のように述べています。

　当該医療機関の管理者が医療事故であると判断し、医療事故調査・支援センターに報告した事案について、その後の過程で「医療に起因しない」又は「予期していたと認められる」ことが判明した場合には、それぞれ次の通り対応することとなります。

①調査前に「医療に起因しない」又は「予期していたと認められる」ことが判明した場合、医療事故には該当しなかったことを遺族へ説明し、センターへも連絡してください。医療事故ではなかったとして、その後の調査及び報告は不要となります。

②調査開始後に「医療に起因しない」又は「予期していたと認められる」ことが判明した場合には、その内容を含めた医療事故調査の結果を遺族へ説明した後にセンターへ報告してください。

Q22　院内で医療事故調査を行う体制について定めはありますか？

A22

　医療事故調査について、委員会の設置やメンバー構成等について法令上の定めはありませんが、3人〜10人程度が適当でしょう。構成は、院内調査であることを考えれば内部委員中心とすべきです。特に、委員長は内部から選任するのが適切と思われます。管理者たる院長が委員になることも当事者たる当該医療従事者が委員になっても構いません。管理者が適切に判断すべきです。厚労省が外部からの参加を推奨していることを考えれば、支援団体からオブザーバー、アドバイザーとして参加を求めるのもいいでしょう。日本医療法人協会も支援団体です。

Q23　小規模な医療機関（診療所や助産所など）でも院内事故調査はしなければなりませんか？

A23

　医療法上、すべての病院、診療所、助産所を対象としていますので、小規模な医療機関であっても院内事故調査を行わなければなりません。すべての医療機関が対象となっているので、報告すべき医療事故の範囲は狭く設定されています。医療機関が調査を行う際は、医療事故調査等支援団体の支援を受けることができますので、適切に対応してください。また、医療事故調査・支援センターにおいても医療事故の判断など制度全般に関する相談や調査等に関する助言などの支援を行います。

　支援団体とセンターの役割分担は以下の通りとされています。

図19－3　支援団体とセンターの役割

支援の類型			センター	職能団体 病院団体	大学病院等	関係学会
医療事故の判断など制度全般に関する相談			○	○	○	○
調査に関する具体的支援						
調査等に関する助言			○	○	○	○
技術的支援	解剖に関する支援			○	○	○
	死亡時画像診断に関する支援			○	○	○

Q24　医療事故調査制度は医療安全の制度とされていますが、紛争化が考えられる場合には、院内調査を中止していいのでしょうか？

A24

　全国医学部長病院長会議は、医療事故調査・支援センター機能を担う日本医療安全調査機構に対し、「事故調査報告書が係争の具として利用されることが明らかな場合には、今回の法に規定される作業は行わない」ことを求めています。かつて、日本医療安全調査機構は、医療事故調査の中止を認めない旨の広報を行ったことがありますが、中止できるか否かは別にしても、紛争化のおそれがある場合には医療事故調査は中断すべきことは制度の趣旨に照らして当然のことと言うべきでしょう。紛争の解決を待って、作業を再開すればいいのです。

Q25　医療事故調査・支援センターの調査は、どのような場合にどのような方法で行うものですか？

A25

　医療機関の管理者が「医療事故」として医療事故調査・支援センターに報告した事案について、医療事故が発生した病院等の管理者又は遺族が医療事故調査・支援センターに調査を依頼した場合には、医療事故調査・支援センターが調査を行うことができます。

　院内事故調査終了後に医療事故調査・支援センターが調査する場合は、院内調査の検証が中心となります。必要に応じて医療事故調査・支援センターは当該病院等の管理者に対して調査の協力を求めることができますが、遺族が「当該病院等を信用できない」とか「院内調査の結果に納得がいかない」等の理由で調査を求めた場合は、既に紛争状態にあると考えられるためセンター調査を行ってはなりません。

　一方、院内調査終了前に医療事故調査・支援センターが調査を行う場合は、早期に（約３か月以内）院内事故調査の結果が得られることが見込まれる場合には、院内事故調査の結果を受けてその検証を行うこととなります。

　なお、センターと医療機関が連携して調査を行う仕組みは本制度上ありません。

Q26　医療事故調査を行うことで、現場の医師の責任が追及されることになりませんか？
A26

　厚労省はQ&A（平成27年 9 月28日）で、次のように記載しています。

　「本制度の目的は医療の安全を確保するために、医療事故の再発防止を行うことであり、責任追及を目的としたものではありません。施行通知においても、その旨を院内調査報告書の冒頭に記載することとしています。

　医療法では、医療機関が自ら調査を行うことと、医療機関や遺族から申請があった場合に、医療事故調査・支援センターが調査することができることと規定されています。これは、今後の医療の安全を確保するため医療事故の再発防止を行うものであり、既に起きた事案の責任を追及するために行うものではありません。

　報告書を訴訟に使用することについて、刑事訴訟法、民事訴訟法上の規定を制限することはできませんが、各医療機関が行う医療事故調査や、医療事故調査・支援センターが行う調査の実施に当たっては、本制度の目的を踏まえ、医療事故の原因を個人の医療従事者に帰するのではなく、医療事故が発生した構造的な原因に着目した調査を行い、報告書を作成していただきたいと考えています。」

　厚労省Q&Aは、刑事訴訟法、民事訴訟法上、報告書を訴訟に使用することを制限できないが、本制度の目的を踏まえて個人の責任追及に使用されるべきではないと述べています。従って、非識別化を行うこと、報告書を開示しないことが重要となります。万一、報告書が当事者の責任追及の結果を招いた場合は、当事者は、調査に携わった委員等を提訴するべきでしょう。事故調査委員に厳密な守秘義務が課されることは当然と言えましょう。

Q27　センターに医療事故調査制度の「医療事故」の報告をすれば、警察に医師法第21条の届け出をしなくていいのですか？
A27

　医師法第21条の異状死体等の届出義務の判断基準は「外表異状」で確定しました。このことを前提に、医師法第21条や警察届け出等の紛争（医療の外）と医療安全（医療の内）を切り分けることによって、この医療事故調査制度は出来上がりました。従って、本制度の報告とは関係なく、医師法第21条の届け出は「外表異状」を基準に届け出るか否かの判断が必要です。

20. 医療事故調査制度はパラダイムシフトして良い制度に出来上がった

1999年（平成11年）、横浜市立大学患者取り違え事件、東京都立広尾病院事件、杏林大割り箸事件が、相次いで発生します。マスコミを挙げての医療バッシングにより「医療崩壊」が起こります。医療界がパニックになり前後を見ずに取りすがったところから医療事故調査制度は始まります。賛否両論の中、2008年（平成20年）には、厚労省第3次試案、大綱案まで進行していきます。この間も絶えず問題となったのが、紛争とりわけ刑事事件との兼ね合いでした。第3次試案、大綱案は責任追及につながり危険ではないか、医師法第21条をそのままにして、医療安全というきれいごとだけで済ますわけにはいかないということがあったのです。日本医療法人協会もこの第3次試案、大綱案に反対してきました。2008年（平成20年）、杏林大割り箸事件、福島県立大野病院事件、翌年、東京女子医大人工心肺事件が相次いで無罪となります。この年、「医療崩壊」はピークに達し、政権交代が起こります。ここに、第3次試案、大綱案は頓挫しました。医療事故調査制度は、その後、数度のパラダイムシフトを経て、改正医療法の医療安全の規定に盛り込まれることとなり、省令・通知ができるに至ります。医療事故調査制度は10年にわたる歴史の中で、パラダイムシフトして、医療現場中心の、院内調査中心の良い制度へと生まれ変わりました。

今、現在、この医療事故調査制度という良い制度の問題点は、医療事故調査・支援センターが、未だに、古い制度の残滓を引きずっていることです。現在発生している、医療事故調査報告書の紛争への使用を考えると、当時、医療安全のきれいごとのお題目だけを唱えて、責任追及はしないとの話は、全くの絵空ごとだったことがわかります。現在は、医療事故調査制度が本来の制度として確立するまでの移行期間と考えるべきでしょう。

今、現場にできること。それは、この良い医療事故調査制度を堅持しつつ、医療事故調査報告書が万一流出しても良いような、責任追及に使われないような報告書を作ることです。本誌の姉妹編ともいうべき「鹿児島県医療法人協会創立55周年記念事業　院内医療事故調査マニュアル」（幻冬舎）を併せてご活用ください。

1）パラダイムシフト

大きな括りで言えば、①「医療の内」と「医療の外」を切り分けたこと。医療安全と紛争処理を切り分けたことです。この基本的考え方に立ち、医師法第21条問題と医療事故調査制度を切り離し、医師法第21条の「異状死体」を「外表異状」として解決し、医療事故調査制度を医療安全の制度として作ったことです。②センター調査中心の制度から院内調査中心の制度へと180度変わったことです。パラダイムシフトすることにより、制度が出来上がったのです。これらは全て法令事項であり、改正医療法・省令・通知を一体として理解するとともに、制度成立過程における「医療事故調査制度の施行に係る検討会」の検討過程を理解する必要があります。

2）改正医療法

改正医療法成立に際し、日本医療法人協会はギリギリまで、厚労省と詰めの作業をしました。保岡興治元法務大臣、厚労省、日本医療法人協会の3者会談により、医療事故調査制度を確実に医療安全の制度とするため、医療法第3章「医療の安全の確保」の第1節「医療の安全の確保のための措置」として位置づけることとなりました。法律上、責任追及・紛争解決の手段と切り離したのです。

3）医療事故調査制度の施行に係る検討会

この検討会は「御用検討会」ではありません。公開の場で本制度を責任追及の制度からいかに切り

離せるかの白刃の嚙み合うような検討会で、とりまとめがそのまま省令・通知となっています。議事録も全て厚労省ホームページに公開されています。省令・通知（医療事故調査制度の施行に係る検討会とりまとめ）が改正医療法の規定を補完しており、解釈に関する部分は、医療事故調査制度の施行に係る検討会論議に、そのヒントがあります。（拙著、「未来の医師を救う医療事故調査制度とは何か」幻冬舎）

　改正医療法、省令・通知を合わせて理解することが、パラダイムシフトの理解につながります。前制度の残滓をいかに切り捨てるか、それがこれからの医療現場の課題と言えましょう。当面は、医療現場が医療事故調査制度とその創設に至る経緯を理解し、責任追及に結びつかないような報告書作成を心掛けることと言えましょう。

── お わ り に ──

　医療事故調査制度は非常に良い制度として出来上がっています。本制度は、2015年（平成27年）10月1日に施行され、2016年（平成28年）6月24日に制度見直しが行われ、強化されました。本書執筆時に施行から5年を経過しました。この間、我が国全体の医療安全の意識・レベルは確実に上がってきたと思います。ところが、未だに本制度がとやかく言われているようです。どこに問題があるのでしょうか。最大の問題は医療事故調査・支援センターの役割を担っている日本医療安全調査機構にあります。今一つは、本制度の経緯を含めて、制度全体を理解していない医療関係者を始めとする関係者、報道機関等にあると言えましょう。本書の執筆を終えるにあたり、この2点について述べておきたいと思います。

　まず、本制度の理解についてです。本書にも述べたように、医療事故調査制度は10年に及ぶ議論の末、パラダイムシフトして医療安全の制度として出来上がりました。このパラダイムシフトにより、初めて制度創設に至ったのです。医師法第21条と医療事故調査制度創設の流れを振り返りながら考えてみたいと思います。

　本制度創設の気運が生まれたのは1999年でしょう。医療安全元年とも称される年となりますが、残念ながら、この出発は3つの不幸な出来事でした。横浜市立大患者取り違え事件、東京都立広尾病院事件、杏林大割り箸事件です。偶然にも同じ年にこの重大事件が発生したことと、これがセンセーショナルに報道されたことで医療崩壊の道へ歩み始めました。一方、医療安全の意識も芽生えていったのです。しかし、残念ながら、システムエラーの改善の方向に進みませんでした。個人責任の追及に向かい、医療関係者のバッシングに向かったのです。これがひいては医療崩壊へとつながりました。東京都立広尾病院事件では、凍結されていた法律が突如解凍され襲い掛かるような事態が起こりました。医師法第21条問題です。この問題は2006年福島県立大野病院事件にまでつながり、一気に医療崩壊が起こりました。医療界はパニックとなります。拙速に第3次試案・大綱案へと駆け込んだのです。後方視的に考えれば、立ち止まって、しっかりと医療と法律の関係を整理して制度構築を図るべきだったと思います。しかし、当時の浮き足立った状況を考えれば、「早くなんとかしろ」の声に押されて第3次試案・大綱案が準備されたのもやむを得ぬところがあったかもしれません。当時の状況下、この第3次試案・大綱案は多分に「責任追及」、「センター中心」、「上から目線」の医療現場を理解しない制度となっていました。一部の人々は本制度構築の旗を振りますが、一方、根強い巌とした反対意見もあったのです。学会も2分し、医療団体も2分されました。その結果、医療崩壊、政権交代が起こりました。

　第3次試案・大綱案を始めとして、この時期の制度構築が上手く行かなかったのは、医療安全も紛争解決も一緒に解決しようとしたからです。表現は悪いですが、いわば「味噌も糞も一緒に」解決しようとしたことです。よりはっきりと言えば、「味噌と糞と一緒に」なっているものを「味噌」だと言って解決しようとしたことでしょう。医師法第21条問題を整理せず、医療安全をうたい文句に、責任追及の制度構築に向かったことです。

　ここで大きくパラダイムシフトします。WHOドラフトガイドラインに沿う制度へと方向転換が起こります。「医療の内」と「医療の外」を切り分けて解決する方向に向かったのです。具体例で言えば、「医療事故調査制度は医療安全」、その前提として、「医師法第21条は外表異状」で解決する道筋が出来上がってきたのです。それが、「改正医療法」、「医療事故調査制度の施行に係る検討について」（とりまとめ）、「2015年省令100号・医政局長通知」です。このパラダイムシフトをしっかりと理解しなければなりません。創設された医療事故調査制度は、「医療安全の制度」、「院内調査中心の制度」、

「ボトムアップの制度」となっているのです。医療事故調査・支援センターも支援団体も医療現場を助成し、援助する立場になっています。決して指導する立場ではなく、院内に優越する立場でもないのだということを理解すべきです。

　残念ながら、医療事故調査制度はパラダイムシフトして出来上がったということを未だに理解できない人たち、理解したくない人たちがいるようです。第3次試案・大綱案の構図は既に潰えたのです。医療事故調査制度はパラダイムシフトして出来上がったのです。

　パラダイムシフトして出来上がった医療事故調査制度は、医療現場の自立・自律の制度です。自立・自律の制度なので、医療関係者がしっかりと制度を理解しなければなりません。制度の理解とは、「医療安全」の「医療事故という名称がどうのこうの」というキャッチコピーの絵空ごとの話ではありません。制度構築の歴史からパラダイムシフトの本質まで、制度の中身と解釈の幅、医療と法律の関係性を知るということです。

　医療事故調査・支援センター機能を有する日本医療安全調査機構の問題点とは何でしょうか。一言で言えば、パラダイムシフトが理解できずに、未だに第3次試案・大綱案を引きずっているということです。医療安全という甘言を弄して、責任追及をしてはなりません。いかなる形にせよ、調査報告書が流出してはならないのです。調査報告書の流出に頬かむりをして、「医療安全」「医療安全」と念仏を唱えたところで裃の内側は丸見えです。センターから発せられる多くのメッセージの根源は全て制度の無理解によるものと言えましょう。制度施行5年の今、センターから制度見直しの話が出ていると聞きました。前述したように、改正医療法附則第2条第2項による医療事故調査制度の見直しは、2016年（平成28年）6月24日に既に終わっています。このときの積み残し課題は、「センターの在り方」です。

　センターが自ら「センターの在り方」の見直しを提言したのであれば評価すべきことかもしれません。しかし、巷間伝わってくるのは、そうではありません。

　センターは自ら組織改革を行うべきでしょう。まずは役員の入れ替えに他なりません。

　医療事故調査制度は良い制度で出来上がったと説明しました。しかし、センターにも医療現場にも制度の内容、パラダイムシフト等が理解されていないところがあります。医療現場から遠く離れた人々が運営するセンターに頭の切り替えが期待できない現状で、医療現場ができる対策とは、医療安全の取組が責任追及に利用されないように注意を払うことと言うべきでしょう。院内医療事故調査報告書が流出しないようにする、あるいは、万一流出したとしても大きな問題とならない報告書作成に留意するということでしょう。同時に、医師法第21条をよく理解して、刑事捜査の初動をブロックすることでしょう。現時点では、医療事故調査制度、医師法第21条をよく理解した法律家集団との連携が重要課題と言わざるをえません。

　日本医療法人協会はパラダイムシフトを主導してきました。本制度について複数のガイドライン、解説書があることは好ましいことですし、制度解釈の幅がある以上、当然のことです。しかし、本制度が全ての医療機関対象であることを考えれば、本書及び姉妹編とも言うべき「鹿児島県医療法人協会創立55周年記念事業　院内医療事故調査マニュアル」（幻冬舎）をはじめとする、日本医療法人協会関係者のガイドラインあるいは解説書を参考に自院の制度解釈の基準とされることをお勧めします。

　本来ならば、2016年（平成28年）6月24日の制度見直し時に「医療事故調運用ガイドライン」の改定を行うべきでしたが、諸般の事情で改定版を出すことができませんでした。制度施行5年の今日、2016年（平成28年）6月24日の制度見直しがなかったかのような議論が行われていると思われることから、この制度見直しを盛り込んだ運用ガイドラインの発刊を思い立ちました。冒頭述べたように、日本医療法人協会医療事故調運用ガイドライン作成委員会の方々のご理解と鹿児島県医療法人協会関係者のご協力で本書を発刊することができました。本書が、医療現場の医療事故調査制度理解の伴侶

おわりに

となれば、我々の望外の喜びであることをお伝えし、本書の締めくくりとしたいと思います。

〈著者紹介〉

小田原良治 （おだわら りょうじ）

鹿児島県医療法人協会会長、日本医療法人協会常務理事・医療安全部会長。昭和22年生まれ、ラサール高校、鹿児島大学医学部医学科卒業、臨床研修終了、昭和48年鹿児島大学第一外科入局、昭和56年医学博士、昭和58年医療法人尚愛会設立理事長就任、厚労省「医療事故調査制度の施行に係る検討会」構成員を務める。現在、鹿児島県医療審議会委員、社会福祉法人佳成会理事長、一般社団法人医療法務研究協会理事長、鹿児島県病院企業年金基金理事長、鹿児島市医師会医療事故調査制度サポートセンター委員長他。著書に「未来の医師を救う医療事故調査制度とは何か」（幻冬舎）、「死体検案と届出義務—医師法第21条問題のすべて—」（幻冬舎）、「医療事故調運用ガイドライン」（共著へるす出版）、「医療事故調査制度早わかりハンドブック」（共著日本医療企画）、「Q&A医療事故調ガイドブック」（共著中外医学社）、「鹿児島県医療法人協会創立55周年記念事業院内医療事故調査マニュアル」（共著幻冬舎）がある。

井上清成 （いのうえ きよなり）

弁護士、井上法律事務所所長、日本医療法人協会顧問。東京大学法学部卒、1986年弁護士登録、医療法務弁護士グループ代表、元厚労省社会保障審議会医療保険部会専門委員、病院顧問・代理人を務める傍ら、医療法務に関する講演会、研修会、執筆など幅広く活動。現在、「医療の法律処方箋」（MMJ）、「経営に活かす法律の知恵袋」（月間集中）を連載中、著書に「病院法務セミナー・よくわかる医療訴訟」、「医療再建」、「よくわかる病院のトラブル法的対応のコツ」（マイナビ出版）、「病院法務部奮闘日誌」「個別指導・適時調査の通知が届いた時にどうするか」（日本医事新報社）、「医療事故調査制度　法令解釈・実務運用指針」（マイナビ出版）、「医療事故調運用ガイドライン」（共著へるす出版）、「医療事故調査制度早わかりハンドブック」（共著日本医療企画）等多数。

山崎祥光 （やまざき よしみつ）

弁護士法人御堂筋法律事務所大阪事務所パートナー。弁護士・医師。2003年京都大学医学部卒。2007年京都大学法科大学院卒。2010年井上法律事務所入所。2016年3月御堂筋法律事務所入所。医療者・病院側に立った弁護士活動を専門とし、医療紛争や医療訴訟対応を中心に活動している。著書に「認知症plus法律問題」（共著日本看護協会出版会）、「医療事故調査制度早わかりハンドブック」（共著日本医療企画）、「医療事故調運用ガイドライン」（共著へるす出版）等がある。

新版 医療事故調査制度運用ガイドライン

2021年3月17日 第1刷発行

著 者 小田原良治、井上清成、山崎祥光
発行人 久保田貴幸

発行元 株式会社 幻冬舎メディアコンサルティング
〒151-0051 東京都渋谷区千駄ヶ谷4-9-7
電話 03-5411-6440（編集）

発売元 株式会社 幻冬舎
〒151-0051 東京都渋谷区千駄ヶ谷4-9-7
電話 03-5411-6222（営業）

印刷・製本 中央精版印刷株式会社
装 丁 荒木香樹